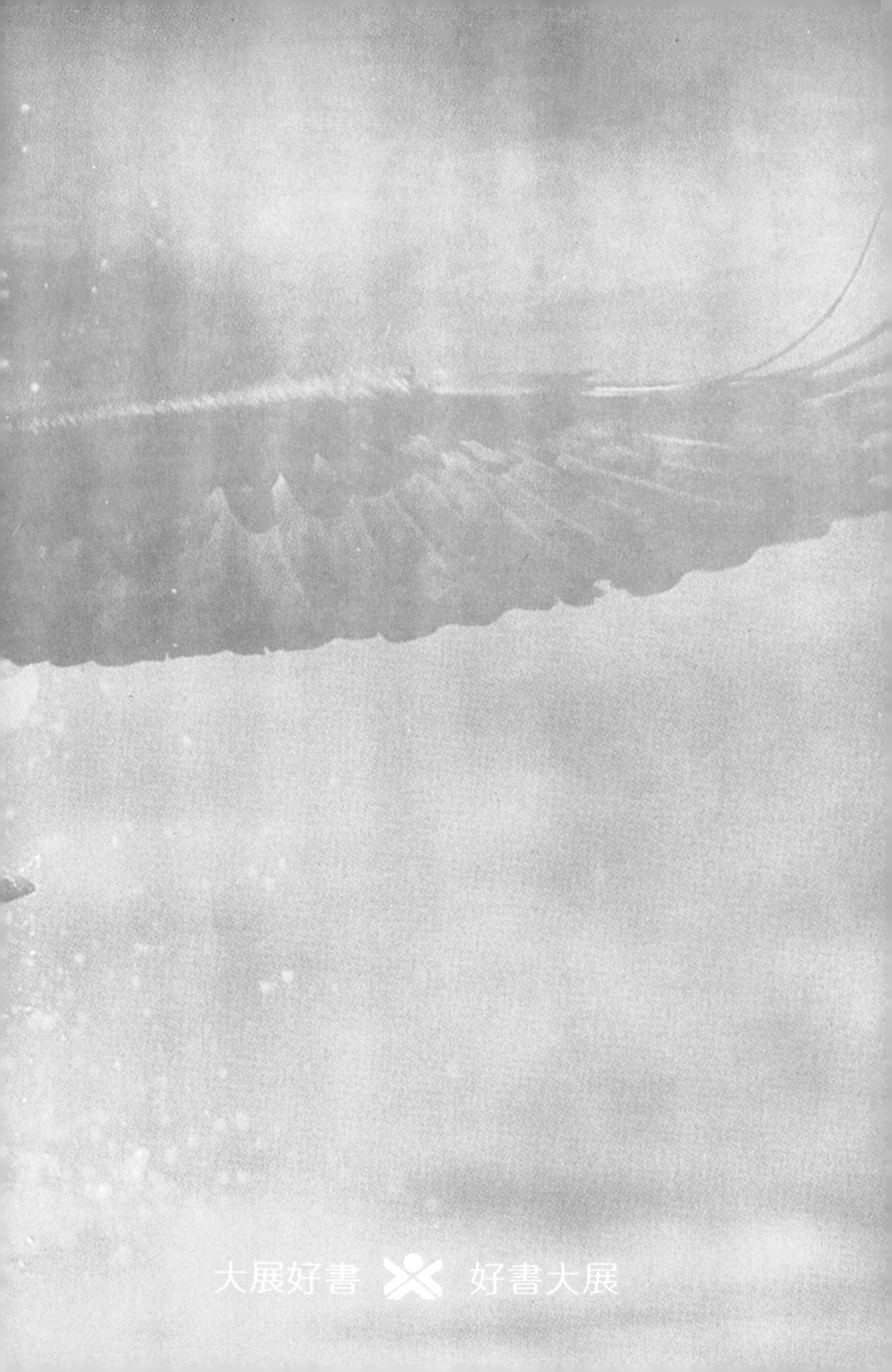
大展好書 好書大展

大展好書　好書大展

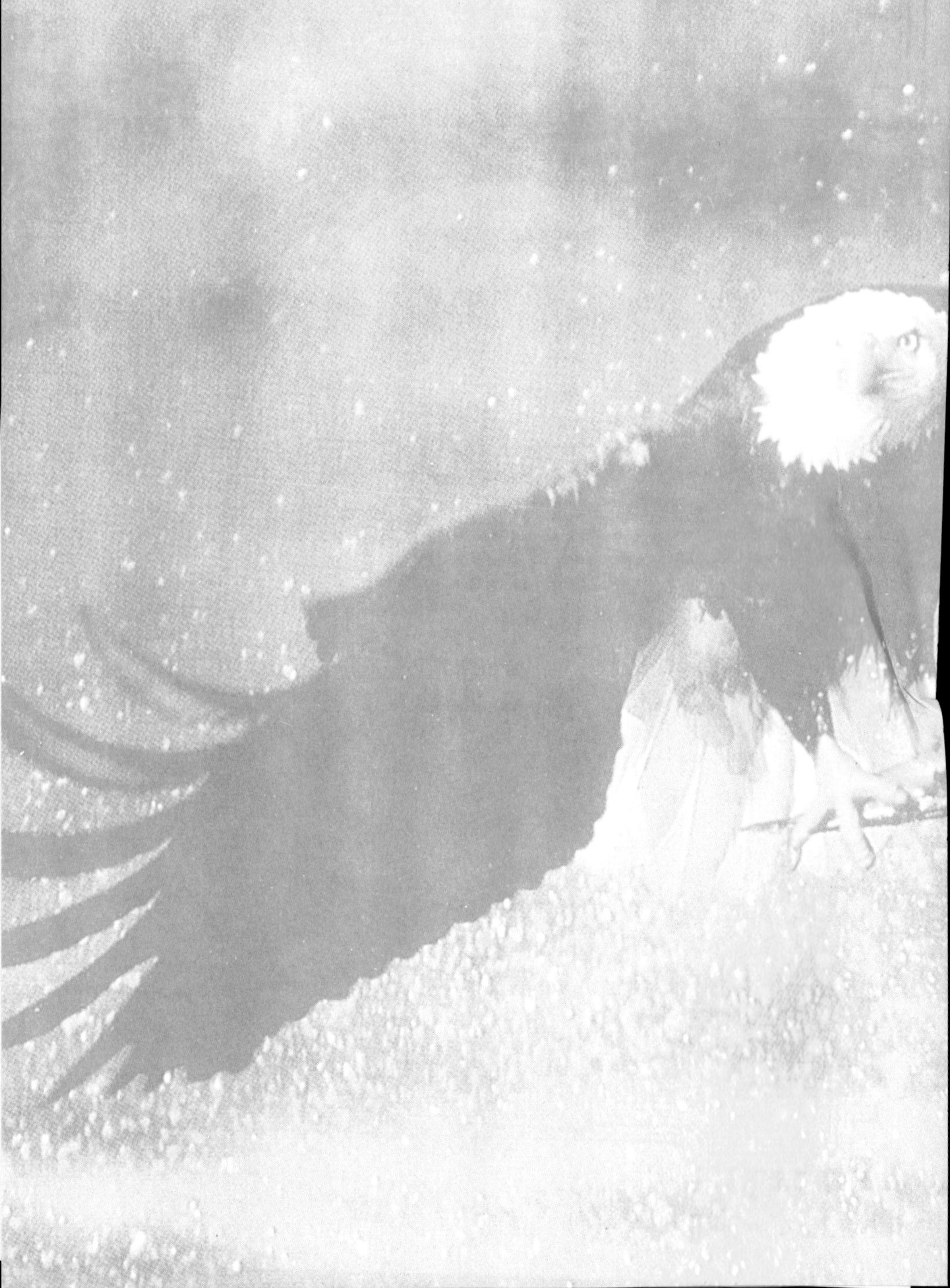

前言

我們經常會聽到「昨天晚上喝得太晚，以致今天早上覺得睡眠不足」，或是昨晚熬夜收看衛星轉播的高爾夫球賽，所以覺得睡眠不足」的說法。有的人並非因爲閒暇或休閒的因素，導致睡眠不足。大多數人都是因爲工作或學習等，而導致日常生活中睡眠不足。

通常，一般人對健康生活的印象是「早睡早起」、「三餐正常」、「早上一定要吃早餐」、「早上時，要帶著微笑去上班」。

基本上都是以「二十四小時」爲單位。但是現在從事媒體工作者或保全關係的人，大都是在深夜工作的。我們的社會確實需要這樣的人。

由於生活時間夜行化，有深夜電視或在深夜時分進行國外的交流等等，現代人似乎無法以二十四小時爲單位的生活來度日。

一般人因爲上班的地點離家很遠，必須要通車，必須要犧牲自己的睡眠時間。此外，像在準備聯考的考生們，也無法配合以二十四小時爲單位的生活。這種現象甚至已經波及小學生了。夜晚時分，都可以在地下鐵看到從補習班回來的學生。

如果以「二十四小時」爲單位的思考模式來看，大家都不健康。不過，觀察這些無法配合二十四小時生活的人，並非都不健康。

因此，在這時代一定會有不同的健康生活，必須探討不可。

不論忙碌或不忙碌的人，無法配合以二十四小時爲單位的健康生活者而言，必須依照現代社會的一週爲單位的健康律動來生活。一週爲單位的健康律動是在七天以內，把偏離二十四小時爲單位的睡眠、運動量、營養等的平衡予以恢復。總之，一週一次充分注意健康管理，找出可以實踐、調整的日子。

對於這時代的大多數人而言，以一週爲單位進行健康管理是毫不勉強的最適合現代人的作法。

本書中，提出「一週一次的律動健康法」，介紹利用合適的運動、營養、休養、精神壓力管理或心理健康管理等，在毫不勉強的情況下可以實行的方法。

希望各位讀者能夠採用以一週爲單位的健康法，有助於健康的意識革命和生活革命。

目錄

第五章　腦部吃的「維他命攝取法」

第七章 愉快地享受「閒暇」

第八章　改變生活型態的智慧

第一章
在一週內的律動中進行健康意識革命

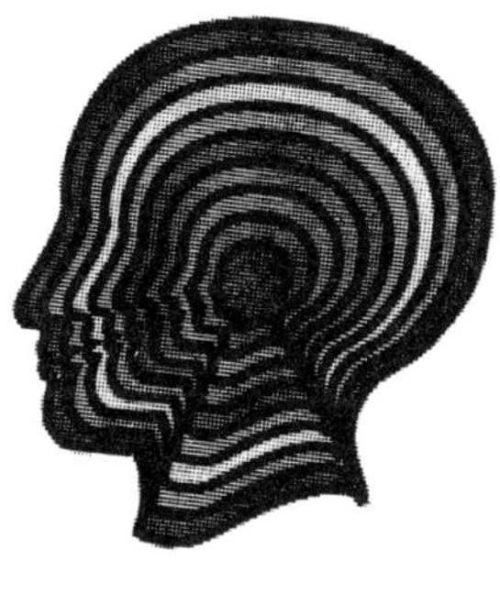

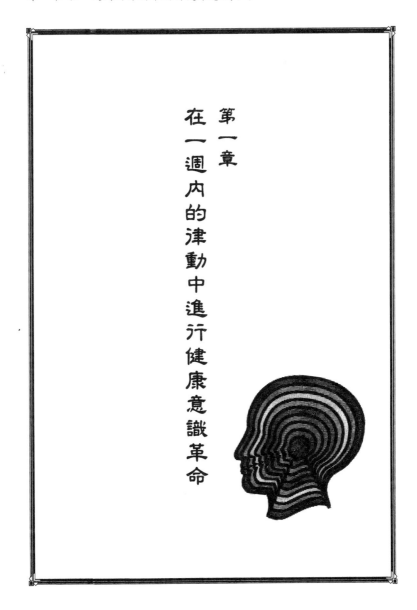

⊙一週運動一次即可

大家都相信，只要運動就會健康，所以一般人只要看到別人體調不好，就會鼓勵別人運動，運動本身就是一種壓力，所以在體調不良或睡眠不足時，運動對身體並沒有好處。

尤其是在過了四十歲以後，有運動自覺者更是要注意。有些人會說：「如果沒有運動至呈全身無力的狀態，就會覺得好像沒有做過運動一樣，對身體是沒有效果的。」通常，運動至全身無力的狀態的做法，只適合希望提升體力的二、三十歲的青壯年者。年過四十以後，體力是不可能提升的。

有一位年過四十，才開始慢跑的G先生，很不以爲然地表示：「當我開始慢跑以後，就發現我爬樓梯也不會喘，比較有體力，現在我覺得自己年輕多了。運動確實有助提升體力，不是嗎？」不過，運動本身對身體而言，是一種壓力。

運動效果方面，以G先生的這例子而言，在某一方面確實如此。但是希望中老年者知道這是一種錯覺。如果注意到還沒有開始運動以前的生活情形，就能夠完全瞭解。

那時候，幾乎沒有做任何運動似的活動，也沒有努力地維持相當於年紀的體力的努力，過者不養生的生活。在這種生活狀態下突然開始運動，希望使體力接近相當於自己年齡的體力，便會產生一種錯覺，以爲運動有助於提升體力。

「運動壓力」是在身體健康時，才能夠承受的。即使是一週運動一次，也能夠使肌肉呼吸循環系統的效果持續，所以在健康有元氣時，必須多注意運動。當身體衰弱或不健康時，就不要運動。一旦身體衰弱，運動的壓力會無法使身體恢復，所以並不需要每天運動。

得到充分睡眠的翌日，或是在休假日時，都適合運動。運動形成的強烈壓力不會造成對身體的傷害，所以一週一次的運動是非常充分的。

⊙自我控制和律動

一週一次的運動很好，然而如果完全不動也不好。日常生活中，要養成努力活動身體的習慣。此外，可以進行自己方式的體操，或是騎腳踏車，做一些簡單的運動等。

每天稍微有意識地活動自己的身體，然後再做一週一次自己喜歡的運動，就能夠達到非常好的效果。

「有意識地」也是自我控制之一，是一週一次律動不可或缺的要素。對身體而言，在「同樣的時間」給予「同樣的刺激」是很重要的。

爲了身體而活動，要和「工作量」成比例。工作量是（體重×移動距離），即與其定點做運動，還不如移動較遠的距離。

像舉重、騎固定式腳踏車、步行器等之類的運動並不輕鬆。最新的發現是在移動中，能夠達到運動的效果。我們也是動物，基本上就是要活動。本能上的活動本來就是比較輕鬆的。

爲了控制身體，只要延長日常生活的活動即可。

⊙一週以內的總運動時間

一週以內，到底要做多少的運動才合適呢？根據「創造健康的運動所需量策定檢討委員會」（委員長黑田善雄順天堂大學教授）的報告作爲參考。

運動強度以最大氧氣攝取量五〇%的情況最具有效果，且在安全範圍內。一週內的總運動時間，根據目標心跳數，其表如下所示（括號內是目標心跳數　心

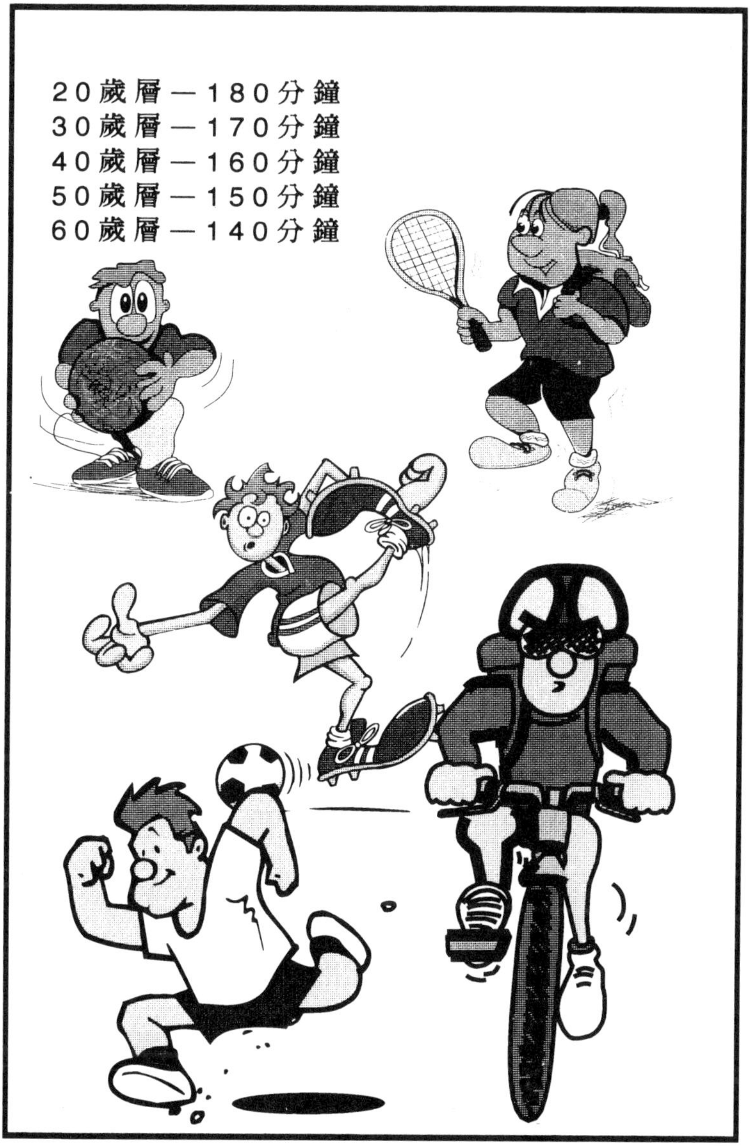
20歲層—180分鐘
30歲層—170分鐘
40歲層—160分鐘
50歲層—150分鐘
60歲層—140分鐘

跳數／分）。

二十歲層＝一百八十分（一三〇）

三十歲層＝一百七十分（一二五）

四十歲層＝一百六十分（一二〇）

五十歲層＝一百五十分（一一五）

六十歲層＝一百四十分（一一〇）

三十歲層的人每天進行的適當運動有急走、有氧舞蹈、腳踏車、游泳，進行二十五分鐘；慢跑爲二十分鐘。四十歲層的人做上述的運動大約二十分鐘即可。

忙碌的中年上班族，最值得推薦的是走路。不論是下班或回家的時候，都可以提早一站下車，每天走二十分鐘，以一萬步爲目標。

⊙形成律動智慧

觀察小動物時，會發現牠們對於許多事物都顯示了好奇心，不斷地活動。有人說小孩是遊戲的天才。人類在小時候也經常活動，隨著年齡的增長，活動就逐漸減少。現代的小孩很少動。在公園的廣場，幾乎很少看到小孩遊戲的蹤影。

人類或動物都具有活動的本能，實際上卻並非如此。也許是因爲即使現在行動不敏捷，也沒有生命之虞，所以這種本能很自然地退化了。

實際上，不只是行動，甚至於和本能沒有直接關係的攝食和睡眠也是如此。例如；一旦有心煩的事時，就會缺乏食慾，吃不下。有時候並非疲倦的緣故，然而到了夜裏還是無法入眠。

本來「運動、營養、休養」都是屬於本能的作用。現在都不行了。

實際上，原始性的腦的舊古皮質受到「思考」這種新皮質的抑制。導致現代人的大腦皮質過度發達，造成本能性的東西遲鈍，所以對於無法思考的人而言，要創造健康的體力，是一個難以適應的時代。

在這時代中，要運用一點智慧創造健康與體力。如果健康只是一種「知識」，實在沒有多大的益處。大多數的事物只靠知識無法成立的，因爲在這急遽變化的環境中與個 別差異，一般的知識無法適用於個人。

爲了在這富於變化的環境中保護自己，需要「思考」本能的行動，然後「實行」自己的生活基本「活動、攝食、睡眠」，都要確認是否適用於自己。

到底在一週以內，運動、營養、休養的程度應當如何呢？一週以內，是否取得了平衡呢？這必須要重新調整。

⊙一週內的生活菜單例

M先生四十五歲，是東京某企業的副部長，身高一七〇公分，體重六十五公斤，以其爲模特兒，觀察他一週以內的生活（參照次頁）。M先生的標準體重，即BMI（Body Mass·Index）指數爲（體重）六十五÷（身高）一·七÷（身高）一·七＝二二·五。BMI指數在二二～二四的標準範圍內。

（關於BMI，將在第四章中的「理想的體重」中詳述，請參照第四章）。

⊙生活菜單的評論

在此，評論M先生一週內的生活菜單。M先生平日的睡眠稍嫌不足，不過通勤的時間不滿一個小時，所以有很大的助益。比M先生通勤時間更長的人，需要犧牲更多的睡眠時間。

如果在星期六或星期日好好地大睡一頓，就可以把一週以內不足睡眠補回來。由此可知，假日不只是可以用來快樂一下，也可以活用於休養，以維持健

M先生的一週

（星期一）

- 6時—起床，昨晚22時睡覺，所以睡眠足。
- 6時30分—在附近的公園做15分鐘的輕微體操和散步。
- 7時—早餐（麵包配牛奶，咖啡、蔬菜、荷包蛋）
- 8時—出門上班。
- 9時—抵達公司。
- 12時—午餐在公司的餐廳吃定食。
- 18時—下班，和同事一起到酒店去。
- 22時—回家。
- 23時30分—就寢。

（星期二）

- 6時—起床。
- 6時30分—在附近的公園做15分鐘的輕微體操和散步。
- 7時—早餐（麵包配牛奶，咖啡、蔬菜、荷包蛋）。
- 8時—出門上班。
- 9時—抵達公司。
- 12時—在公司的餐廳吃午餐。
- 18時—接待客戶。
- 23時—回家。
- 24時—就寢。

（星期三）

- 6時30分—起床。
- 7時—早餐（麵包配牛奶，咖啡、蔬菜、荷包蛋）。
- 8時—出門上班。
- 9時—抵達公司。
- 12時—午餐在外面的餐廳吃定食。
- 19時—下班。
- 20時—回家，吃晚餐，洗澡。
- 23時—就寢。

（星期四）

- 6時—起床。
- 6時30分—在附近的公園做15分鐘的輕微體操和散步。
- 7時—早餐（麵包配牛奶，咖啡、蔬菜、荷包蛋）。
- 8時—上班。
- 9時—抵達公司。
- 12時—午餐到公司餐廳吃咖哩飯和沙拉。
- 18時—歡迎出差的同事，到酒店去。
- 23時—回家。
- 24時—就寢。

（星期五）

- 6時30分—起床。
- 7時—早餐（麵包配牛奶，咖啡、蔬菜、荷包蛋）。
- 8時—出門上班。
- 9時—抵達公司。
- 12時—午餐在公司的餐廳吃拉麵。
- 19時—下班。
- 20時—回家，吃晚餐，洗澡。
- 23時—就寢。

（星期六）

- 6時—起床。
- 6時30分—和朋友一起去打高爾夫球。
- 9時—抵達高爾夫球場。
- 9時30分—開始打高爾夫球。
- 12時—午餐吃中華菜飯。
- 13時—打高爾夫球。
- 15時30分—洗澡。
- 16時30分—喝一小杯。
- 19時—回家。
- 19時30分—和家人一起享用晚餐。
- 23時—就寢。

（星期日）

- 8時—起床。
- 9時—早餐。
- 看自己有興趣的下棋電視節目。
- 把時間花在自己平時無法做到閱讀和音樂欣賞等活動。
- 13時—和家人一起到外面吃飯。
- 逛書店，陪家人購物。
- 19時—和家人一起享用晚餐。
- 22時—就寢。

康。

其次是運動，由這表中來看，無從得知他上班時，到底走了多久。如果能夠步行二十分鐘，那就足夠了。再加上早上做輕微的體操或散步會更好。

不可忽視的就是早上運動的間隔。作二天休息一天，大都是因爲前一天晚上喝太多了，翌日早上爬不起來，像這樣很偶然地取得了很好的間隔。

好好地遵守「睡眠不足或宿醉的時候不運動」「早上起來，如果沒有三十分鐘以上的充裕時間就不運動」的原則。這二大原則是過了中年以後的人，要確實遵守的。

除了休養和運動，就是營養的問題了。M先生的午餐是拉麵或蕎麥麵，一週以內似乎大致上取得平衡。一星期內有四次在家中用晚餐，這是相當不錯的。

此外，因爲工作、應酬的緣故，在外用餐二、三次。M先生都能夠每天著實地吃早餐，所以在營養方面並不需要擔心。有時候，運動可以犧牲，飲食方面卻不可以省略。

最後，是有關於如何打發週末，可以利用自己的時間來使用「身體」或「頭腦」在有興趣的事上，或是和親朋好友聯絡，以促進情感的交流。這有助於心理方面的健康。

這並不只限於忙碌的上班族，其他的人要每天這樣過生活，似乎不太容易。當然，有些人的生活會過得比M先生更規律，也有人過著比這更不規律的生活。

在這時代中，一週內補足不足的地方即可，這是毫不勉強就可以進行的健康法。

⊙生病時，稍微放鬆些

住院的患者稍微放鬆些，比別人較早痊癒的例子較多。在過去的結核病療養所中，發現遵守醫生所說的話的患者，會比那些不聽醫生的指示，經常外出，到處走動的患者一個一個地痊癒的例子。

有個笑話說，主治醫生對於放鬆的患者說：「你不按照我的指示去做，但是病情卻逐漸好轉。這麼一來，其他的患者都聽我的，讓我覺得很困擾。」

這也因疾病的內容而異，現在除非是重病以外，大都沒有行動的限制。如果完全不行動，沒有疾病的器官都會因此而萎縮，甚至造成退化。

生病的時候，大都只有一個部分有問題，而其他的部分大都是健康的。好好地使用身體是必須的。

生病了也可以充分地使用其他的部分。也許是因爲這樣，稍微放鬆的患者會較快恢復元氣。

放鬆並非不養生。不養生是脫離了日常合理的生活範圍。

健康的人一旦「過度」，對身體也不好。這裏所謂的放鬆，是不要因疾病而鑽牛角尖或過度神經質，稍微放輕鬆較好，這也是一種律動的行程。

雖說必須遵守疾病的基本事項，但是也不能過於鑽牛角尖。稍微活動一下，追求不同的刺激有助於轉換心情，使疾病更早痊癒。經常保持好奇心和幽默感是不可或缺的。

爲了戰勝疾病，有時候有必要當一個「放鬆的患者」。

⊙健康生活中不可或缺的律動

從「日單位」乃至「週單位」的健康生活來看，最重要的是律動。即使是以二十四小時爲單位，只要適當地調整運動、營養、精神壓力管理等。

不過在現代社會中，想要以日爲單位來滿足各種健康要素的平衡，似乎不太容易。以週爲單位來考慮運動、營養、睡眠、精神壓力管理等，似乎比較容易。一天的不養生隔天就可以彌補過來。重要的是要有恢復的「意識」並「實行」，所以要在一週以內規劃出自己的律動。生活中的律動有益於身體，就心理層面而言，以週爲單位的律動也是很重要的。

意識到一週一次的健康律動以後，自第二章起，就會在生活的實踐方面舉例。

〈本章的重點〉

．以一週為單位的律動比一天為單位的律動來得合適。
．最好是在假日或一週一次健康的時候進行。
．一週以內，確認「運動、飲食、睡眠」的項目。
．運動時，忘掉不如意事。
．生病時，也要使用不會造成困擾的部分。

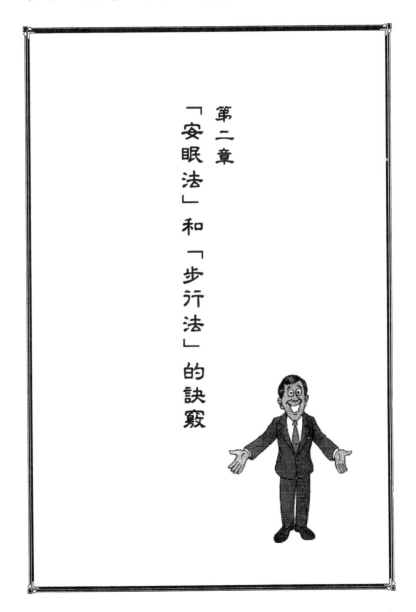

第二章 「安眠法」和「步行法」的訣竅

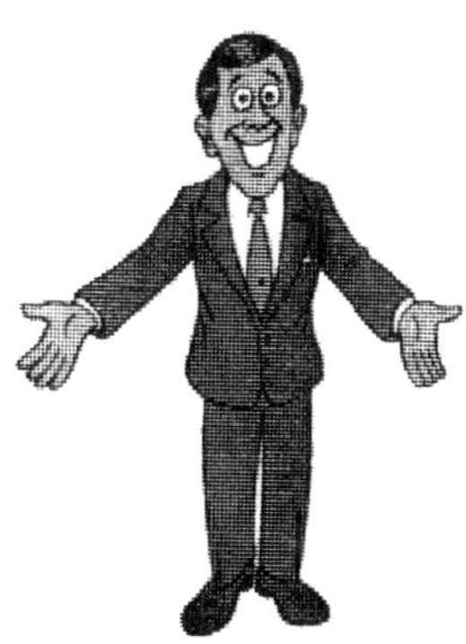

⊙以一週一次來補充不足的睡眠

睡眠是無法積存的，不過不足時可以補充。睡眠不足的狀態是睡眠負債，在好幾天之後好好睡一覺，就可以恢復。每天睡眠不足時，可以在休假日好好地睡一覺，不足的睡眠可以在事後補充。

以一天爲單位，不足的睡眠，在無意識中就可以在一週內取得平衡。

以二十四小時爲單位的律動，如睡眠等休養的平衡大都會崩潰。如果是一週律動，一天的睡眠之「償還借款」就能得到滿足。休養的平衡也能獲得改善。對於忙碌的現代人而言，無法以一日的生活律動來休養。以一週爲單位的生活律動比較合理。

尤其是從事傳播事業的人、在夜間工作的人或考生等，以二十四小時爲律動來看，他們過的是不健康的生活。有些人必須在半夜從事情報活動，以一天爲單位來生活，想 要有健康的體魄都是不可能的。不過以一週爲單位來償還睡眠負債的生活，似乎很適合現代人。

事後補充睡眠是有限度的，所以不可以有太多的睡眠負債。每天都很忙碌的人，一週至少要有一次休養的日子。

如果利用假日來休息，休閒的活動最好不要殘留疲勞感，最好是在一天的前半就能夠做完活動。休息天的後半段時間，能夠在身體和精神方面休息，是最理想的。

消除日常的睡眠負債，利用休息天是很重要的。勞動基準法規定，資方有義務提供一週一次以上的休息天。就睡眠負債的需要而言，這不只是「休息」，也是開始的重要要素。

適度的疲倦和稍微的睡眠不足，可以在事後消除。持續性的過度疲勞和極端的睡眠不足，都會是危險的警訊。其實最可怕的就是感覺麻痺，這時就無法自覺到不足的情形，所以一週一定要休息一天。

一週一次的休息在健康的律動方面是很重要的。

⊙睡眠是脫胎換骨的儀式

T先生問道：「一天只睡二個半小時，是否有關係？」

一般人要有八個小時左右的睡眠時間，十六個小時是醒著的，這個人一天有超過二十小時是醒著的。對於超忙碌的人來說，就比別人多了一．三倍的時間。

以前也曾聽過這樣的說法：「醒著的時間越長，人生也越長，所以會早死。」因此睡眠時間很短的人無法長壽。如果像T先生所說的，那麼這個人的年紀就很大了。

也許是因爲特異體質的緣故，一般人不要模仿較好。縮短每天的睡眠時間，把時間用來學習、工作、遊玩，可能會使身體無法承受，而縮短壽命。

這些睡眠時間很少的人，很可能在我們不知道的地方睡覺，而取得睡眠的平衡。對於一般人來說，每天睡眠不足，就要好好地找時間來補充睡眠。

在此所說的睡眠時間，在人生中是不是「浪費」呢？縮短睡眠時間，是不是需要這麼「勉強」呢？

每天睡眠不足，在一週以內的休息天可以好好地補充，以恢復體力。

⊙安眠的訣竅

眞正的睡眠效果是重質不重時間，即要有深沉的睡眠。要盡可能地深眠、安眠的訣竅如下：

①、醒著的時候，盡可能地活動—身體的量只要藉著運動，就能夠順利地消耗。如果怠惰就會蓄積，到了睡眠時，還會持續性地刺激，而無法安眠。

②、儘量提早用餐—就寢前二小時，就用餐完畢。如果是牛排等分量較重的食物，在三小時以前就要用完。爲了達到安眠的目的，只吃八分飽。

③、一天的後半時期不要喝咖啡等—由於咖啡、紅茶的咖啡因會刺激腦，妨礙安眠。日本濃茶也是。

④、不要提高沐浴的水溫—如果身體沒有維持在攝氏四十度以下，大都會刺激身體，讓人不容易安眠。此外，溫熱的沐浴水是有紓緩壓力的效用。

⑤、保持環境的幽暗—要睡得較晚的時候，拉起窗簾，以免陽光照射進來。或者可以使用安眠帶。

⑥、聲音的阻絕—木造的房屋很難防止噪音，這時不妨作雙層的玻璃窗戶。

⑦、床或床墊不要過軟—尤其是振動激烈，中間鬆軟床會妨礙睡眠。要避免過涼或過熱，要有適溫的被。

⑧、選擇純棉的睡衣—合成纖維吸濕性不良，會刺激皮膚，而妨礙安眠。

⑨、室內最好選擇柔和的色調—紅色系的寢具會予人刺激感，所以寢具最好

是使用藍色或綠色系列的。

⑩、就寢一個小時以前，要放鬆頭腦─每個人都曾有過考試用功的經驗，使用頭腦以後，頭腦呈現興奮狀態而無法馬上就寢。此外，睡帽對於頭腦的放鬆很有效。

極端縮短睡眠時間，以健康的觀點來看，是很「勉強」的。睡眠絕對不是「浪費」。對於需要時間的考生而言，睡不著時可以思考。但是在人生中當考生的時代，實在是很短暫的時期。

在人生中，睡眠並非浪費，而是每天脫胎換骨的儀式。睡覺的狀態是一種暫時性的「死」，翌日早晨睜開眼時，又是再生。進入睡眠狀態，不再醒來的狀態就是「長眠」。我們每天都要再生。

睡眠不只是爲了健康，也是生活者本身的重要要素，這是不可以忽視的。爲了脫胎換骨和成長，睡眠是很重要的。

⊙為了遺忘的「一種運動」和「一種興趣」

有很多人都會在休假日運動，運動的優點可以分爲心理與生理二方面來看。

就心理方面而言，熱衷於運動可以「忘掉」一些事情。運動時，可以忘掉工作、人際關係、小孩考試等等的煩惱。尤其是具有遊戲性質或需要集中力的運動最適合。

不論計算機或珠算的計算能力多麼優異，如果不清除前面的數字，就無法進行下一道計算。清除猶如人類的「遺忘能力」，比記的能力來得重要。如果要提高遺忘能力，就是對於某些事情集中精神，擁有自己喜歡的運動是最佳的捷徑。

一週一次的運動或做自己有興趣的運動，可以在瞬間忘掉自己的煩惱，在假日時運動是很有效的。隨著時間的流逝，記憶會變淡。腦海中會整理以往的事和最近的事。

處於現代社會中，精神壓力是無可避免的，而導致壓力的主要原因就是無法遺忘，而產生困擾。在學校上課時，會有休息時間，這時無法忘掉前一堂上課的內容，馬上切換到新的課程去。我們的私人時間也是如此。

到目前爲止，都只重視記憶的學習，「遺忘的學習」也是很重要的。

這方面的改變，就是要有效地使用私人時間，即①使用自己的手和身體、②

可以去自己想要隱藏的地方。

到自己想要隱藏的地方去，可以讓大腦皮質解放，在心理上也會產生很好的效果。一種運動和一種興趣，有助於遺忘的學習。

⊙意識腳底來走路

聽到「巴噠、巴噠、巴噠」的腳步聲，回頭一看，原來是年輕的男學生。他走路走 得很慢，讓人聯想到幼兒蹣跚學步的情形。其走路方法似乎還未成熟，最近這種年輕人 很多，會讓人覺得爲甚麼不能堂堂正正地走路呢？

大多數的人是先跨步再腳底著地。我們走一步肌肉就要移動五十公分，如果中間三十公分左右的地方中斷，就無法使用。

「走路」的行爲，一天可能要走上幾千步。每天要反覆進行這樣的運動，如果走路方式不良，很可能腳的肌肉會逐漸衰弱。一生中，走路的步伐可以「億」爲單位來計算的，所以絕不能忽視。

小孩子常會跌倒，那是因爲他走路的方式還不發達。走路時，腳底呈一直線。如果用單腳站立，身體就會不安定。

長大成人以後，走路時使用腳底的方式改變了。由腳跟著地而重心移到小趾外側。腳要離開地面時，重心移到拇趾側再踢出去。簡而言之，腳底是以斜面的方式來使用，這樣走起路會比較安定，不會跌倒。

走路方式不良，下半身的肌肉會衰弱，也會影響上半身。姿勢不良對健康會有負面的影響。走路時前傾，像猩猩一樣的走路方式，這種人多半是不開心的人，體調也會不好。人類在一生中反覆進行上億單位的步行運動，姿勢的好壞愈發重要。

請各位即調整自己的走路方式，正確地使用腳的肌肉，儘量赤腳走路。在屋外走路的機會並不多，但是可以在家中進行，儘量不要穿鞋子或拖鞋，要赤著腳走路。如此也可 以改善屋外的走路方式。走路是每天都進行的，可以使用全身的肌肉，好好地走路，這將會成爲非常好的運動。

一週至少一次穿著走路用的鞋，試著用大腿，大跨步地走大約三十分鐘。

⊙走路可以使腦筋靈活

坐在書桌前寫作的Y先生，似乎寫不出東西來，這時他說：「我出去散步一下就回來。」三十分鐘以後再回來，就完成工作了。不只是Y先生，在寫不出文章的時候，外出走一下再想一想，文思有如泉湧。

與其呆坐著想，還不如外出走動一下，使腦筋靈活。如果不動，血液循環就會不良，而無法產生好的想法。尤其是坐著時，腳的緊張肌無法活動，因而無法刺激腦。坐在　電車裏的人大都會睡著，站著的人卻不會睡。因爲當我們站著的時候，下肢的緊張肌在運作。

下半身聚集著許多大肌肉，運動這些大肌肉，可以使靜脈血更順利地回流。腳的肌肉和肌肉之間有靜脈通過，夾在肌肉之間的靜脈，藉著肌肉的收縮會使靜脈中的血液順利地回流到心臟。

我們看手背的血管就可以瞭解。當我們把手置於心臟下方的位置時，就可以明顯地看出血管來。手往上舉，高於心臟的位置時，手臂的血管就會消失。因爲這時血液是由上往下，所以靜脈中的血液就能夠順暢地流動。手臂放在心臟以下的位置時，這時靜　脈是藉著防止逆流的靜脈瓣作用，使血液回流，所以靜脈會膨脹。

靜脈血較容易回流，即表示「老廢物可以迅速處理掉」、「含有氧氣的新鮮血液較多」。走路時，腦部充滿了新鮮的血液，所以走路對頭腦和身體都有好處。

孩童們的活動量較多，對於發育不完全的心臟而言，具有彌補的作用。腳和其他部位的活動，能使血液回流順暢，使心臟的負荷較輕鬆。回流的運動稱為「擠壓運動」。

不只是小孩，對大人而言，走路也是基本活動。對於腦部和身體具有良好的刺激，走路的效用真的非常重要。

走路能改善血液的循環，所以訂下一週一次走一萬步的目標，讓自己流汗是非常重要的。要養成日常生活中，持續走二十分鐘以上的習慣。

⊙意識背姿的走路

我們無法看到自己走路的姿態，但是我們經常會聽到「背後所說的話」、「肩膀下垂的走路」，大都由一個人的背後姿態，便可以瞭解其現狀。背姿可以顯示一個人的心理狀態或身體的健康狀態。

心情不好時，很少人能抬頭挺胸地走路，而會垂頭喪氣地身體往前傾。心情低落時，如果能夠採取良好的姿勢，不可思議地心情會好轉。

要改善背姿，「姿勢」非常重要。要抬頭挺胸地走路，有助於改善自己的心情，更富有積極性，所以務必要嘗試一下。

另一要注意的就是，攀爬車站樓梯的姿勢。在平地能採取良好姿勢走路的人，也會在爬樓梯的時候，身體呈現往前傾的狀態。由往前傾的程度，可以區分出體力年齡。年輕人在爬樓梯時，也會往前傾，可能會符合這年齡最低限度所需的肌力。

自己很難觀察到自己的背姿或前傾的姿態，所以要經常確認自己的走路姿態。走路的方法和個人所具有的能量有關。當體況不良或有煩惱的時候，很難採取精力充沛的走路方式，從背姿也可以發現呈現浮力狀態。

走路時，不要看著地上或腳尖。例如：走到較狹窄或比較高的鐵橋上時，經常會搖搖晃晃地，其實那是因爲看著地上或腳尖走的緣故。

看著遠處走路時，會比較安定。不過在高處走路時，恐怕無法辦到。如果是一般的道路，並不需要一直注意自己的腳尖或地面，要盡可能望著遠處走。

改善姿勢的另一方法是，下坡或下樓梯時，要慢慢地走。慢慢地走下坡或下樓梯時，身體不要往前傾，甚至要稍微往後仰，如此可以伸展背肌。

這些簡單的姿勢矯正法在平時任何時間都可以做，所以在日常生活中要試著下意識地走路。

良好的走路方法和良好的背姿可以養成良好的走路姿勢。這是自己看不到，卻非常重要的。

⊙興趣越多越好

有些人這也想做，那也想做，興趣很廣泛，交遊廣闊，忙得團團轉。

這種人的生活看來很充實，不過這些人大都是「表現給人看」、「很會玩」或「爲自己」的人。眞正會玩的人以自己的樂趣爲優先考慮，根本不在意別人的眼光。自己的樂趣並不需要「經常」進行。也可以在休息日或一週進行一次。

如果爲了別人，那並不是興趣。如果自己無法感到滿足，就不是個人眞正的興趣。

自認爲很會玩，或是自我陶醉的人，他們非常自傲地認爲「這個也會」、「那個也要」，這時不要覺得高興。

一個人有自己眞正感到興趣的遊戲或嗜好，就非常充足了。只要本身覺得很愉快，認爲自己能夠成爲一個好手，讓自己能夠「脫離日常的事務」，一週享樂一次即可。

⊙鼯鼠的五態

現在有連續進行激烈的馬拉松、長泳、自行車等三項競技。還有最近向「以一百公里爲單位的超馬拉松挑戰的風潮」等的運動傾向。最近，運動也開始採取具有競技的地位，但是似乎並不適合一般人。

我發覺媒體不斷鼓吹，與其重視速度，倒不如重視持久性，實在讓人覺得有些頭痛。因爲這對於一般人而言，可能具有危險性。簡單地說，「持久性」即「持續固執」。

進行這種競技，就必須要犧牲日常生活中的某部分不可，而形成「依賴性」。這和「一週一次的律動」是完全相反的方向，而讓人覺得這具有「強迫觀念性」，以及「依賴症」的特質。

最近，我碰到一些擅長於三項競技的人，這令我聯想到「鼯鼠的五態」。

鼯鼠具有各種特技，可以跑得很快、可以在水中游泳、可以攀爬樹木、飛在空中。此外，還可以挖洞穴，是萬能選手。

以其各才能才看，可以跑得很快，但是沒有狗或鹿那麼快；會游泳，但是不及魚；可以攀登樹木，卻無法和猴子匹敵；可以飛，但是只在樹與樹之間飛；可以挖洞穴，卻比不上土撥鼠。

五種能力都不精。

如果是爲了健康而運動，就不要考慮採用競技或馬拉松。競技運動會因新的競技的產生，而造成風潮。要先瞭解自己爲甚麼而運動，目的爲何。如果做不到，就會毫無成效。

競技運動是不是健康的運動呢？要留意的是，不要因爲已成爲「風潮」，就跟著「流行」走。

⊙健康法會因流行而改變的國家

一九五五年代的電視廣告經常提到：「蛋白質不足」。當時國內的週刊雜誌幾乎都在提到企業的頂尖飲食菜單，專家們都發表了他們的建議。

「中午一碗麵的營養是不夠的」，或是「否則蛋白質會不足」。

到了今天又是如何呢？現在已經是所謂的飽食時代，不同於三十年代的景況。專家對於飲食內容的建議是：「每天都吃宴會料理，營養會過多」、「多吃蔬菜，攝取維他命」。

爲甚麼專家們會提出這種完全相反的指導呢？因爲生活環境和飲食習慣等，在這數十年已經產生很大的變化。

從前交通並不發達，所以大家走路的機會較多，而且沒有很多的機械來代替人，因此活動量較多。爲了健康，並不需要特別做運動。但是今天運動過度的人是特別需要留意的，所以一週一次運動量務必要適度。

我們來看看一九五五年日本的生活環境。夏季時沒有冷氣，用扇子來扇風。在東京，冬天裏也只能用火盆，暖氣並不充分。飲食方面都是一些粗糙的飲食，所以並不需要擔心成人病。

這種時代與現在相比，當然健康法就不一樣了。隨著環境的變化，健康法也會有所改變。不過，今天在日本流行著「超過需要」的健康法。

以前流行著「紅茶菌」的風潮，以及對於癌症有效的豬腰都以高價在市面上販賣。這些健康法一再出現，也一再消失。

在這方面，我們必須在日常生活中確立合理的生活型態。追求新的事物之前，要好好地想一想自己的生活型態，對自己才會有助益。

如果一聽到新的健康法就趨之若鶩，自己的生活型態會因此而崩潰，所以最好先確認自己的生活型式，看看自己是否適合「一週一次的律動」。

⊙青年要創造體力，中高年者要創造健康

大多數人相信運動有益身體，這是在於運動的方法。例如有的人酒量很好，有些人就不行，有很大的個別差異。關於運動方面，也有很大的個別差異。因此事先必須有所瞭解。

其次，就是「年齡相符合」的問題。到了某一年齡，體力會隨著年齡的增長而衰退。這與我們的生理逆向進行，然而我們是否需要努力增強體力呢？

本來體力的創造應該依照與本人相應的年齡所應具有的體力水準，而予以維持。有些人誤以為只要努力，就可以提高「超乎年齡」的體力，大多數人都有這種錯覺。實際上，四十歲以上的人體力是無法再增強的。

有氧舞蹈在日本的全盛時期，針對東京和近郊的有氧健身運動教室進行調查，結果發現以往的教練有七二・二％，學生有二三・八％因爲有氧運動而有受傷的經驗，這就是所謂的「運動過度」的故事。

到游泳池去游泳，會發現有些中老年人會進行以公里爲單位的游泳，這些人可以說是近乎運動中毒。他們有一種不做到某種程度，就認爲沒有效果的強迫觀念，而失去了享受運動的樂趣。

即使再怎麼努力，體力也會隨著年齡而「衰退」，絕對無法「提升」。如果過度努力反而會產生弊端。要避免運動過度，要巧妙地隨著體力而調節運動量。恢復力很好的二、三十歲左右的人，才能每天進行讓人覺得筋疲力竭的運動，而能得到好處。

運動具有生活的「規律性」和改善平衡的作用。定期運動對於營養和休養具有良好的影響，睡覺會睡得好，吃飯也會吃得好。

二十歲左右時，最適合積極鍛鍊身體，三十歲後半期開始，要改爲維持體力，這時最適合「創造健康」。使運動、營養、休養達到平衡的運動，是「創造健康」的方法。

⊙運動能力提高並不等於健康體

隨著年齡的增長，肌力和持久力會衰退，即體力會降低。其實不只是體力，內臟器官等也會隨著年齡的增加，機能也會逐漸變差。不過這有個別的差異，由整體來看並非一律降低，並非所有的器官都老化，有時候還是會有一、二處很有力氣。也許大致上都還可以過得去，不會造成問題。

例如：胃非常強健，幾乎能夠吃下所有的東西，經過胃的消化後，送到腸裡。雖然消化能力很強，但是之後的吸收能力卻無法配合，這時就無法達到平衡狀態。

體力方面也是一樣。每天跑步的人因爲腳力非常強，所以常會發生跑得過度的情形。和腳力相比，心肺機能會變差。關節也會隨著年齡的增長而逐漸受損。損傷都是從最弱的部位開始，標準不能與比較強的地方來比，要以較弱的部位當作生活中心。

中老年才開始運動的人，大都會對於運動方法非常熱心，但是大多數的人卻不瞭解停止的方法和休息的方法。肌力會經由反覆的練習而鍛鍊到某種年齡以後，就無法恢復年輕。

身體方面的損害大都會集中在「最弱的部位」，雖說腳力逐漸提升，但是這對於健康是毫無意義的。身體強的部分與弱的部分之間差異非常大，因此如何取得平衡，則令人非常的頭痛。

中老年人最好是針對其中某一部分進行集中的鍛鍊，如此較容易適應。即將步入六十歲而突然過世的K先生，唯一的嗜好就是跑步，經常出現在大型的賽跑大會中。也許腳力不如二十、三十歲的人那麼強壯，再加上跑步帶給他精神的壓力，使得身體受到傷害。這種只著重於身體某部分的鍛鍊，有時是毫無意義的。

換言之，運動能力並不代表身體的健康，最重要的是要取得身體的平衡。各位務必要瞭解這一點。

⊙不能一味地養生

七十歲的A先生，最近突然變得很關心自己的健康，與其說是關心，還不如說是開始擔心自己的身體。

只要稍微感到不適，就認爲自己身體異常而就醫，儘管醫生表示「無異常」，他還是不放心，而接受其他醫生的檢查。

A先生只要聽到對健康有害的事時，就會想要戒煙。因爲對於健康感到不安，夜裏無法安眠，而擔心自己是否罹患了失眠症。

人類如果睡不著，就無法確保身體的健康。有些人白天睡覺，晚上睡得昏昏沉沉的，無法取得平衡的睡眠。但是本人並未自覺到這一點。

失眠症並不是「睡不著」的疾病，應該說是「睡不著的煩惱」的疾病。一般而言，老人在夜晚時睡不著，大都是因爲想得太多的緣故。

就如前文所述，A先生過於在意本身的健康，要找出自己的疾病。結果醫生說：「到精神科去。」患者因而深受打擊。家人也說：「太執著於自己的生命，會導致健康的精神衰弱。」

如果到了七十歲還覺得很有元氣，養生不過度，到目前爲止都還算合理。現在戒去認爲有害健康的事，十年後才會產生效果。

與其爲了八十歲的生活而勉強地運動，倒不如擁有某種程度的餘裕，多姿多采地生活較好。

健康的生活要以「享樂」來調味。

〈本章的重點〉

・一週一次好好地睡，以補充不足的睡眠。
・在日常生活中，持續努力地步行二十分鐘以上。
・緩慢地下坡或下樓梯，可以改善姿勢。
・要保持一、二項自己的興趣和遊戲。
・運動不可過度。
・三十歲以後，體力無法提升。
・要養生又能享樂。

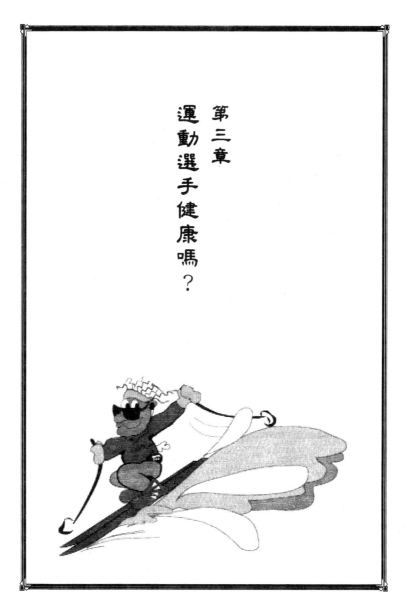

第三章 運動選手健康嗎？

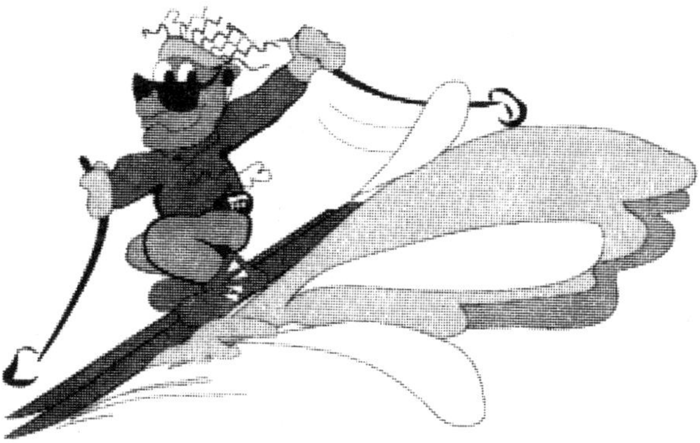

⊙正確的規則是健康的基礎

運動選手健康嗎？其實未必。和我同年齡的朋友，是奧林匹克的得獎選手，一位是排球選手，一位是體操選手，卻在某一年因罹患癌症而相繼去世，享年三十九歲。

以健康爲目的的運動和競技運動有很大的不同，後者是激烈地使用身體的運動，爲身體帶來很大的壓力。此外，也會因爲運動的特性偏重於某一方面，對於身體整體而言，並不能達到平衡的發展。

如果說運動選手健康，最大的理由應該是「規律而正常的生活」。如果名運動選手持續過著不規律的生活，運動成績絕對不理想，而且也會對身體產生不良影響。

運動選手並非因爲常運動而獲得健康，是因爲要以最好的體能狀況來參加競技，必須過著規律正常的生活，而獲得健康。所以不要弄錯了，並非因爲「運動」，而是「規律正常的生活」而獲得健康。

一般人也是一樣，只運動並無法獲得健康，「規律的生活」才是健康的基礎。

⊙為甚麼麥克・泰森會失敗？

數年前，在東京曾舉行世界著名的拳擊賽。當時的無敵選手麥克・泰森敗給了對手。

爲甚麼會有這樣的結果呢？即使是非常優秀的選手，一旦生活不規律，都會有這樣結果。

觀察肌肉的彈性，就可以了解一個人的生活是否規律。當時的麥克・泰森在精神上呈現不安定的狀態，很可能因此而影響了他的肉體。當時他傳出許多的醜聞，所以我們可以知道他的生活很混亂。

運動要有好成績，練習是很重要的，均衡攝取飲食（營養），擁有充足的睡眠（休養）是基本的條件。充分的營養和休養是運動不可或缺的條件。

如果一般人想要利用運動來作爲健康的手段，規律生活是基本條件。有適度的運動、營養（飲食）、休養（睡眠），就能取得良好的平衡。反之，如果運動過度，翌日留了疲勞感，就無法得到適當的休養。最後會導致平衡上的崩潰。

因此，要注意運動量最好是維持在能夠平衡的範圍以內，營養的平衡和運動的關係方面，必須要充分攝取維他命B群、E與蛋白質。

⊙運動效果要符合週休制

「適度的運動能夠使身體發達」，這種說法似乎讓人覺得有點不可思議。活動身體會使活動的部分疲勞。我們都知道，所謂的金屬疲勞，即鐵絲經過數度彎曲就會折斷。

可是我們的身體不會因此而消耗掉，而且還會因爲適度使用而發達。適度會有個人差異，所以這一點是讓人難以拿捏的。我們的身體經過適度的使用和休養以後，會更加地發達。

因使用身體而疲勞的部分，經過休養以後會恢復，甚至會有「過度恢復」的情形，所以適度的疲勞會成爲日後發達的刺激。

不運動過度，就可以在休養的恢復期產生效果（適度的運動→適度的疲倦＋休養＝效果）。因此每天運動的人，需要「週休制」，所以一週一次的律動是非常重要的。

營養對於運動是重要的要素，而且也有助於提高休養的效果。尤其是蛋白質，不只是構成身體的養分之一，也是身體的發達不可或缺的東西。

營養和休養一樣，都需要視狀況而補充，是無法積存的。不可以認爲一次補充很多，就不再補充。因此，每天都要攝取三大營養和微量礦物質。

由於運動和休養的關係，所以對於運動和休養的方法要多作考慮。對於每天運動的人而言，休息的方法也是很重要。

我們不像機械，要一直維持相同的狀態。甚至於機械有時候也需要休息，過度地使機械運作，機械就會停下來。當體調不良的時候，運動對於人體會有負面的影響，這時必須要休養。

健康的三大要素爲運動、營養、休養。這三者的平衡維持方面，休養的作用是非常大的。

⊙運動中的身體疲勞消除法——賽卻諾夫效果

最近，抱怨疲倦的人很多。這些人並非全身疲倦，而是身體的某一部分疲倦。身體的某一部分承受壓力而感到疲倦，但是也有並沒有承受工作等壓力的部分，這二者差異越大，疲勞感也越大。

爲了縮小二者之間的差距，最具效果的方法是讓疲倦的部分休息，相對地讓不疲倦的部分活動。

俄羅斯的生理學家賽卻諾夫指出：「爲了消除工作後右手的疲勞，要活動左手，使右手休息，這樣最有效。」這有效的消除疲勞方法，就以他的名字取名爲「賽卻諾夫效果」。

不使用身體疲勞的部分，積極地活動身體不疲勞的部分，這麼做較好。

此外，關於精神性的疲勞，作全身性的輕微運動也是很有效的。在疲勞時不只是休息，要儘量地活動未感到疲勞的部分，才可以達到消除疲勞效果，可以稱之爲積極性的休養。

有些人並沒有做甚麼活動，也會感到疲勞，眞正的身體疲勞感是不一樣的。這時候，最好是努力地活動身體。由於身體的活動可以促進血液循環，把新鮮的營養運送至身體各個角落，具有全身按摩的效果。

要大家活動身體，並非勉強活動身體或特別運動的意思。只要作散步程度的活動即可，或是做一些和現在不一樣的事，才能有效地消除疲勞。

要應用積極性的休養。大家會認爲運動是一種休養的說法不可思議。如果我們不給予身體適度的刺激，在不知不覺中可能會生銹。

對於經常運動的人而言，「休息也是一種運動」。對於不動的人而言，「運動也是一種休養」。

經常使用腦而感到疲倦時，其實身體並未消耗任何能源。所以必須一週一次活動身體，消耗身體的能源，藉此能有效地消除身體的疲勞感。

對於用腦的人而言，一週一次的運動等於「活動性的休養」。

⊙活動身體的汽油

衆所周知，「車子要有汽油才能夠動」。對我們而言，汽油就相當於攝取成爲能源的食物。

食物不只構成身體與細胞成長中不可或缺的物質，也是身體要靈活動作時，不可或缺的潤滑油。如果以車子來比喻，就像是車子的潤滑油和汽油，有了食物才能夠讓身體健全地活動。

我們每天必須攝取的食物，含有豐富營養的碳水化合物、蛋白質、脂肪，稱之爲三大營養素。爲了運動，要攝取體重一公斤相當於一公克的蛋白質，同時也要按照運動量和體重來調節碳水化合物和脂肪。

另外，每天也要攝取微量的營養素維他命、礦物質。這些大量的營養素能提供身體能量，如果無法充分攝取維他命、礦物質，就無法利用三大營養素。這時身體就無法順利地活動。微量營養素一天的必要量非常少，都是以毫米爲單位，但是卻有助於調整體調和促進代謝。

運動選手在維持體調時，更是需要考慮營養。要維持健康，也是相同的道理。

多量營養素、微量營養素與水，都必須要由食物中來攝取，這是維持健康不可或缺的條件。因爲我們不論是否運動，都要攝取營養素。

運動時，尤其容易消耗維他命B_1。維他命B_1在體內能夠分解糖分，使其變爲能源。缺乏時，糖分就無法分解或是在分解途中停滯，這時就無法產生能量，身體也無法順利地運作。當身體出現不完全燃燒的狀態時，則很容易疲勞。

換言之，燃料無法充分完全燃燒時，能源效率就不良。

均衡的飲食能夠提高運動效果，食物中的營養素會因產地的不同，以及貯藏、食品加工、調理法等而改變，所以其成分並不會和食品成分表一樣。

運動選手除了要有良好均衡的飲食，還必須補充一些營養輔助食品。

運動選手除了普通量的飲食以外，爲了改善能源效率，必須要注意攝取微量的營養素。也就是說，微量營養素中的維他命、礦物質，對於身體具有潤滑的效用。

成年男性和女性一天中維他命與礦物質的理想攝取量如「表1」、「表2」所示。

⊙一週以上甚麼都不做會肌肉痛

單身到外地上任的B先生，會在年末和年初的集中假期時回家，由於回到家中沒有特別需要做的事，所以每天都會看電視新年節目，甚至也只是在上廁所時，才有走路的機會，這種生活持續了一個星期以上。

過完假期開始上班以後，又恢復了單身的生活，到最近的車站去搭車，約需二十分鐘。因爲天氣晴朗，好久也沒有呼吸到這麼清新的空氣了，走起路來特別輕快。

到了第二天，加快了腳步走，卻覺得腳脛的肌肉很痛。在這一週以內，也只

表1 《男性用100%的天然維他命和礦物質的理想攝取量》

Vitamin A	（β胡蘿蔔100%）	10,000 IU
Vitamin D	（麥角鈣化醇）	500 IU
Vitamin E	（d－α生育酚）	400 IU
Vitamin C	（Rose Hip + Bioflavoid）	620 mg
Lecithin	（卵磷脂）	1,200 mg
Vitamin B-1	（硫胺素）	65 mg
Vitamin B-2	（核黃素）	65 mg
Vitamin B-6	（□比哆醇）	55 mg
Niacin	（煙酸）	80 mg
Vitamin B-12	（鈷胺）	65 mcg
Biotin	（生物素）	125 mcg
Pantothenic Acid	（泛酸）	65 mg
Folic Acid	（葉酸）	400 mcg
Calcium	（鈣）	107 mg
Phosphate	（磷）	50 mg
Iodine	（碘）	225 mcg
Iron	（鐵）	18 mg
Magnesium	（鎂）	40 mg
Zinc	（鋅）	10 mg
Copper	（銅）	3 mg
Manganese	（錳）	1 mg
Potassium	（鉀）	15 mg
Chromium	（鉻）	100 mcg
Selenium	（硒）	10 mcg
Choline	（膽鹼）	2.5 mg
Pineapple Extract	（鳳梨露）	45 mg
Papain Extract	（木瓜露）	30 mg

※成人男性1天的量如表所示的成分量是最理想的。

表2 《女性用100%的天然維他命和礦物質的理想攝取量》

Vitamin A	（β胡蘿蔔100%）	5,000 IU
Vitamin D	（麥角鈣化醇）	400 IU
Vitamin E	（d－α生育酚）	300 IU
Vitamin C	（Rose Hip + Bioflavoid ）	700 mg
Vitamin B-1	（硫胺素）	67.5 mg
Vitamin B-2	（核黃素）	67.5 mg
Vitamin B-6	（吡哆醇）	67.5 mg
Niacin	（煙酸）	67.5 mg
Vitamin B-12	（鈷胺）	67.5 mg
Biotin	（生物素）	67.5 mg
Pantothenic Acid	（泛酸）	67.5 mg
Folic Acid	（葉酸）	400 mcg
Calcium	（鈣）	600 mg
Iodine	（碘）	150 mcg
Iron	（鐵）	8.3 mg
Magnesium	（鎂）	50 mg
Zinc	（鋅）	5 mg
Copper	（銅）	2 mg
Manganese	（錳）	1 mg
Chromium	（鉻）	50 mcg
Selenium	（硒）	25 mcg
Molybdenum	（鉬）	7.5 mcg
Ribonucleic Acid	（核糖核酸）	100 mg
Deoxyribonueleic Acid	（去氧核糖核酸）	10 mg

※成人女性 1 天的量如表所示的成分量是最理想的。

［資料提供:維他命、礦物質進口商(株)愛普萊姆有限公司　TEL: (043) 279-1708(代)］

有在一次上班時，走了大約二十分鐘。結果就這樣引發了肌肉痛。

如果經常都步行二十分鐘，就不會發生肌肉痛的情形了。因爲連續一星期以上沒有做任何事情，所以連日常的動作步行都會發生這種情形。由這例子可以知道，如果身體不動是會生銹的。

至少一週活動身體一次，身體才不會生銹。通常要使運動效果持續出現，要一週運動一次，才能夠維持現狀。如果二週運動一次，就無法期待能夠產生運動效果。爲了保持運動效果，至少一週運動一次，這是最低的限度。

做得越多，是不是會越好呢？其實並非如此。有人說，每天做會更好。即使是年輕人，一週至少要休假一天，否則身體就無法恢復。

年輕有體力的人過度運動也不好。如果一週不休養一次，就無法提升運動效果。

如果沒有休養，身體就無法恢復，會呈現消耗的狀態。運動能夠使身體發達，因爲運動消耗以後，得到休養，身體的恢復會超過本來的狀態。

休息過度也不好，在適當的間隔以後運動，才能夠防止身體生銹，提高運動效果。

沒有在一定的時間到公司去運動的人，一週運動一～二次，也會有運動效果。

⊙「為了健康」

運動選手的運動並非爲了健康，在此，敘述其不同的要因。

在六十歲時開始慢跑的男性，詢問其目的爲何，他會說：「是爲了健康」。爲了健康而運動的人很多，實際上應該是「因爲健康」而可以進行運動。運動對身體而言是一種壓力，不是「爲了健康」而接受運動的壓力，而是「因爲健康的緣故」，才能夠承受壓力。

爲了健康，即使身體覺得稍有不適，睡眠不足，也要勉強運動。現代人認爲體調稍有不良時，可以利用運動而「變得健康」，這是一種錯覺。如果認爲是「爲了健康」那麼在身體不適、睡眠不足的時候，就不要運動。

爲了健康而每天運動的人，會因爲這種強迫觀念而喪失運動的樂趣。爲了健康而做的運動，會讓人變得：①沒有限度。②危險。③黑暗（沒有樂趣）。④對於健康的精神弱症。⑤運動中毒等等。對於一般人而言，會產生這些危險性。

運動的效用對於身心兩方面具有很大的影響。如果運動是爲了使自己覺得爽快，希望運動的效用能在心理層面發揮效果，是無法期待的。其實運動的另一效用是「遺忘」。

要快快樂樂地去做運動，如果只是「爲了健康」而運動，大腦就無法獲得解放。愉快地享受運動本身，就可以在瞬間忘掉其他的事情，使大腦獲得解放。

爲了健康，即使非常痛苦也要做運動，這樣對大腦一點幫助也沒有。反而對身體會有不良的影響。最理想的是，在健康的時候，以愉快的心情做運動。找出適合自己的運動。在假日期間做運動，才能夠眞正放鬆、享樂。

⊙「為了健康」沒有界限

從事競技運動的M先生，在步入社會以後，脫離了競技生活。通常，本來每天做激烈運動突然改變爲過著上班的生活，這都有害健康，這是因爲生活型態突然改變所致。

M先生並沒有馬上放棄運動，而是慢慢地減少運動量。結果他花了七年的時間來減低運動量。

通常一些運動選手會因爲停止運動的方法不良，而產生身體方面的變調。就像以二百公里以上的速度奔馳的新幹線，突然踩煞車一樣。有速度的交通工具要停下來的時候，必須要有充分的時間和距離。

從事激烈運動的人不可以突然不運動。像M先生這樣，花了好幾年的時間，慢慢地減低運動量是必要的。

一般人的運動可能與M先生的情形相反。尤其是在過了中年以後，才開始對運動著迷的人，必須要留意。現在，有很多如市民馬拉松或三項競技等的競技運動。不過，以競技爲目的的人所做的運動是不同的，認爲越是運動越能提升體力。

但是，如果你認爲運動能提升體力，就不會有限度了。尤其「爲了健康」而運動，這毫無限度的「健康」目標，反而會逼迫你去運動。

落入了「爲了健康」的陷阱，即使體調稍有不良，也不會停止運動。「健康」這目標是毫無止境的，所以永遠不會休息。

休息了一天也可能會影響到健康，所以你會勉強地去運動。運動並不是爲了健康，而是爲了愉快、喜歡的目的而去做的。

⊙受歡迎的三種運動

中年以後的人所做的運動，最具代表性的是高爾夫球、慢跑、健身。這三種的共通點是一人精進型。

有人認爲高爾夫球是要和同伴一起進行的。但是實際上大多數的人都是到練習場去，比實際打的人還要多。在練習場，畢竟還是屬於一人精進型。

如果在星期六的早上到京都的高爾夫練習場去看，就可以瞭解了。這狀況就好像在柏青哥店開店前的情形一樣，人山人海。每個練習場在開始營業以前，都是大排長龍。人手一根高爾夫球桿。這些人花一個早上的時間來練習高爾夫，努力地掌握其技巧，在技術上毫無限度與限制。這運動很適合日本人。

另一方面，年輕人喜歡的三種運動是網球、水上滑艇、滑雪，可以男女配對一起進行，學至某種程度會有模有樣。

前者和後者最大的不同，是運動的動機不一樣。前者主要是中高齡者的運動，是以身體的動機爲主要目的。後者是年輕的運動，主要目的是心理上的動機。

六十歲的人有六三．三％運動，是爲了健康等身體上的動機而進行的。與同年齡的人一起運動，是爲了喜歡、愉快的心理動機而做運動。

那麼，二十歲左右的人又如何呢？心理動機者佔四七．七％，爲了健康而運動的佔半數，爲二四．七％。運動的目的因爲年齡的不同，而完全相反。

另一方面，隨著年齡的下降，運動的動機也是社會的動機。大都是爲了和朋友、同伴，以及家人交流而運動。這種以社會動機爲目的的運動，大都是爲了達到愉快的目的而進行的。

⊙運動的效用是大腦的靜養

快樂地做運動的效果很多，不只是對於身體，對於大腦的靜養也很有助益。因爲喜歡和享樂的目的所進行的運動，最適合大腦的休養與靜養。愉快地運動時，可以在瞬間忘掉其他的事情，對於大腦的靜養有助益。

例如：滑雪而進行很大的滑行時，腦海中不會浮現爲甚麼往下滑的念頭或其他的事情。打網球或高爾夫球也一樣，愉快地進行運動的另一效用，就是「遺忘」。

反之，在健身房的運動如在傳送帶上跑，或騎固定腳踏車時，這種單調的運動大都會讓人想到其他的事情。所以很可惜地大腦無法得到靜養。同樣是跑，戶外的跑卻有很大的不同。

戶外的景色會改變，再加上要注意車子和道路的狀態，所以沒有多餘的時間想到別的事。這時沒有空去想到「爲甚麼要跑」或別的事情。再加上是戶外運動，會逆著風，因此身體的新陳代謝也會有很大的不同。

對於腦的靜養而言，①做自己喜歡的事。②使用自己的手和身體是同樣重要的。不只是運動，只要能夠滿足前述二項條件皆可。只要是做自己喜歡做的事就可以。

不過，能夠一邊活動身體的效果是最理想的。最近的觀念認爲，身體和心理無法分開，身心是一體的。心理問題也會出現在身體的表面，身體所出現的症狀隱藏著心理的問題。

因此整體來看，身心問題是整體的考慮，養成身體活動和腦部的休養是很重要的。

⊙成人病是習慣病

成人病正如字面上所言，是「因爲上了年紀而發作的疾病」。面對成人病時，在衣、食、住、運動、休養、心理方面日常的調適是最重要的。

成人病也可以說是「習慣病」，個人方面也是很大的要因。生活習慣就是個人方面的要因，更深入而言，是自我的控制。

成人病的另一特徵就是「難治的病」，難治卻不可怕，可以透過對於生活的控制來彌補。

生活的控制，不只是指對於成人病的調適，而是預防罹患成人病的工作。

最近也有很多年輕人罹患了成人病，成人病的年齡有下降的趨勢。這是因爲年紀的緣故，而產生疾病。這可能並非提早罹患成人病，而是提早老化的現象。

日本人的平均壽命延長了，有很多有元氣的老年人，但是並不表示今後年輕人都會長壽。罹患成人病的要素存在於生活中，要確認生活中的點點滴滴。如果有提早老化的要素，需要致力於去除這些因素。

基本上，預防成人病就是要延緩老化，保持良好的生活習慣，經常自我控制，才能夠確保健康的生活。

為了健康的生活，必須要自我控制，要平衡「行動體力」與「防衛體力」。

⊙行動體力和防衛體力

我們常會聽到「最近體力不行了，我老了」的說法。究竟何謂體力呢？跑、跳、投是運動的基本動作。投的能力就稱為行動體力。另一方面，耐寒耐熱與熬夜，還有對抗外界壓力的抵抗力，也視為是體力的一部分。這種體力就稱為防衛體力。

這二種體力雖然有關係，不過有行動體力的人，不一定會具有防衛體力。有的人雖然有肌肉力，但是卻容易感冒。反之，有些人不容易生病，卻沒有肌肉力。

行動體力是對外界發揮作用的能力。另一方面，防衛體力是防衛由外界來的壓力，是維持自己的健康的能力。

行動機力是動物性的機能，相對地防衛體力和自律性機能有密切的關係，對於健康的維持是一大要素。

由前文可知，運動選手之所以健康的最大理由，並非「行動體力」的緣故，而是因爲過著「規律正常的生活」。規律正常的生活能夠提高防衛體力。

任何著名的選手持續過著不規律的生活，運動成績會低落，身體也會走下坡。這樣的例子很多。

爲何運動有益健康呢？因爲運動能使人過著規律正常的生活，因而提升了防衛體力。適度的運動對於營養（飲食）和休養（睡眠）也會有良好的影響。在此所謂的運動不是一般的運動，像走路這樣的運動就已經很足夠了。

爲了提升防衛體力，要注重「定期」、「規律」的生活，每個人都要有以週爲單位的律動。

〈本章的重點〉

· 運動選手並非因為運動，而是因為規律生活而獲得健康。
· 每天運動的人要有週休制。
· 維持身體不可或缺的是維他命和礦物質。
· 運動以快樂為目的來進行。
· 因為運動而無法過著規律的生活，就沒有任何意義。
· 快樂的運動能夠使大腦得到靜養。
· 防衛體力比行動體力重要。

第四章 爲了減肥

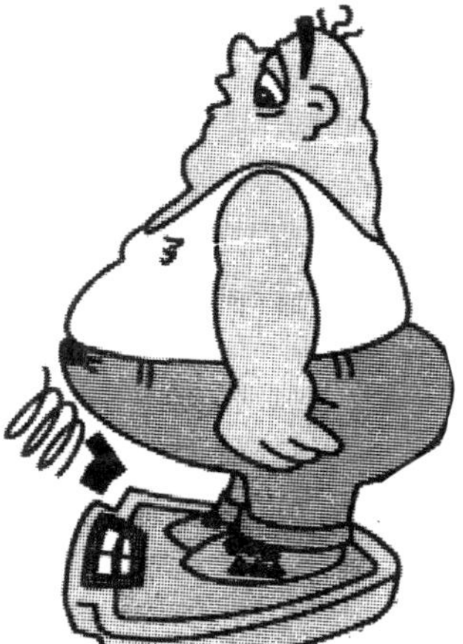

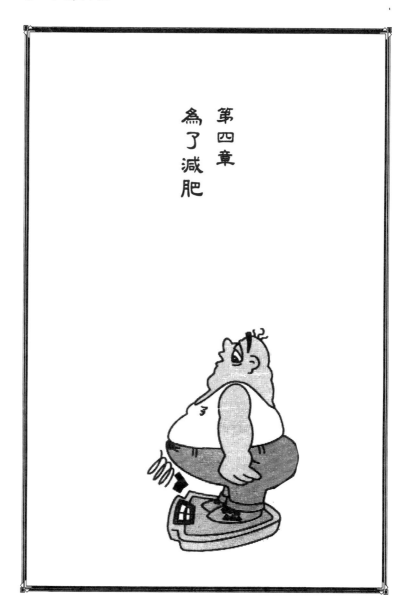

⊙沒有絕對的方法

自古以來就有很多減肥的方法出現而又消失。利用蒟蒻、蘋果、氣球、蛋、香蕉等各種方法的減肥法，甚至還有在身上塗上某種東西的方法，像中國的減肥皂等廣受歡迎，甚至還出現了贋品。

膠帶繞指法也非常受歡迎，減肥方法層出不窮。在此有一令人感到震驚的事實，雖然有各種減肥方法，但是沒有一種方法是絕對的。

這麼多的減肥法中，哪一種方法較有效，就固定地使用這種減肥法。但是因爲都沒有見效，所以新的減肥法層出不窮。

衆所周知，減肥沒有特效藥，必須要花時間才能減肥。如果不努力就不會見效，這必須要在日常生活中做「意識」性的行動。

在此，想出以「意識」的方法對抗肥胖的脂肪的作法。

⊙骨質疏鬆症預備軍

I女士說：「我覺得腰痛時，便到醫院去診察。當我從骨頭的X光片上看到都是空洞時，眞是嚇了我一跳。醫生要我多攝取營養。」年紀大的時候，就會出現骨頭脆弱的疾病。這大都是所謂的骨質疏鬆症。這種疾病必須攝取充分的鈣，運動不足也是導致這種疾病的原因。

I女士年過六十歲，應該會成爲骨質疏鬆症的預備軍吧！最近也有很多年輕女性罹患了骨質疏鬆症，運動不足是原因之一，尤其想要減肥的女性更是麻煩。幾乎二〇％二十歲左右的女性，她們的骨頭是六十歲左右的骨頭。

對策是要攝取充分的營養，尤其是含有大量鈣的乳質品，務必要充分攝取。其次就是運動；包括走路的時間，一天要站三小時。

站立的時間少，心臟的器官就會怠惰，因爲這時不需要進行反重力的血液輸送，像這種情形就形成無重力狀態，從尿中排出鈣，骨頭就會逐漸變弱。

爲了預防骨質疏鬆症，年輕人要積極地活動身體，中高年人則必須要經常走路。

鈣的攝取量與其他營養素的攝取量相比，稍嫌不足，根據日本國民營養調查，發現鈣的攝取不足。

由小魚和牛奶中，都可以攝取鈣質。

不過，小魚和骨粉本身雖然含有很多的鈣質，人體卻無法有效吸收。相比之下，牛奶比較容易吸收。但是對於牛奶過敏或有骨質疏鬆症的人，大都對於牛奶吸收不良。

因此，需要把含鈣等的礦物質進行消化吸收。經過「螯合」處理的多種維他命、礦物質的營養補充食品，來補充不足的部分。

⊙鈣和站的效用

好久沒見面的S女士，非常有元氣。她現在已經六十三歲了，年輕時有氣喘病。我曾對她說：「妳不需要特別運動，不過包括步行的時間在內，每天要站三小時。」她根本沒有散步，不過站立的時間卻很長。

和她詳談後，才知道她有繪畫的興趣。原來如此，繪畫時需要長時間站立，也許這就是S女士變得健康的原因吧！對一般人而言，散步是最好的運動，然而S女士有氣喘病，因此會造成其負擔。不過因爲她每天要站好幾個小時，很意外地身體因而變好了。

測量躺著狀態下的心跳，以及坐著安靜時的心跳，一般會有五次之差。站著會比坐著多五次。和躺著時相比，站立的狀態下會多十下。由此可知，站著呈現反重力的狀態下，這種刺激是不可忽視的。

躺著時，骨頭的鈣會隨著尿液排泄出去。在美國做了這樣的實驗，讓實驗者在床上躺幾天，做躺著的運動實驗，結果發現躺著的狀態下，鈣會逐漸排泄。即使躺在床上做騎腳踏車的運動，鈣的排泄量依舊不變。

此外，也在無重力狀態下運動，結果無效。

後來又把實驗者綁在床上，一天豎立二個小時左右，發現由尿中排出的鈣量較少。

太空人自外太空回到地球時，幾乎無法獨自步行。這就如好久躺著的狀態一樣，是長久的無重力情況所造成的。身體強健的太空人，也會如此。

由此可知，站立是很重要的。包括走路的時間在內，站立的效用是非常大的。

⊙睡前吃二百公克，翌晨變成二公斤

W先生在睡前秤過體重，是七十公斤。然後再拿著二百公克的薯條來秤，體重當然是七十・二公斤。接著，他在睡前吃下了二百公克的薯條。

翌晨再秤體重，結果如何呢？原本的七十公斤加上○・二公斤，變成七十・二公斤。吃了○・二公斤的東西，翌晨的體重竟然成爲七十二公斤。

○・二公斤的食物經過一晚便化爲十倍的二公斤體重。攝入體內的食物的重量，和體重的增加無關。

這種不可思議的現象是因爲我們在「呼吸」。活著的時候，身體進行同化作用，儲存了脂肪。吃相同的東西，卻會因時間帶的不同，脂肪的儲存量也會不一樣。

在白天時進食，幾乎都會變成能源來使用，而不會變成脂肪。睡覺時和醒著時相比，能量的消耗較少，所以身體很容易把吃下的食物變成脂肪儲存起來。

對我們的生活型態而言，飲食內容是很重要的。飲食時間和飲食習慣也是不容忽視的。爲了要減肥，必須要有正確的飲食習慣：①三餐要有一定的間隔時間。②睡前二小時必須用餐完畢，不可以再吃任何食物。要養成這二種習慣。

⊙問題不在於體重，而在於脂肪

最近常會聽到一些寒暄的話語，如：「K女士，好久不見，妳好像胖了。」「是呀！我這是實胖。」這都是從外表來看的，我們再來看看體內的胖或瘦。

一般而言，肥胖對身體不好，其實這指的是脂肪的多寡問題。外表看來較胖，體重較重。如果不是脂肪多，還不會造成問題。

日本的相撲選手橫綱千代富士，其體重有一百二十幾公斤。普通人一旦超過一百公斤，幾乎就像氣球一樣。二者之間的不同是在於脂肪量，如果肌肉比脂肪重，即使體重相同，肌肉質的人會比較結實。

脂肪是由黃色的結晶聚集而成的。一般會很容易抓出來的部分就是脂肪，臉頰容易抓捏的這部分也是脂肪。如果臉部沒有脂肪，就無法表現豐滿的美，所以有時候這是不可或缺的。

但是如果肚子和背部超出了二～三公分，就要小心了。前述「實胖」的例子，脂肪的結晶粒堆積在一起，就會變成所謂的「實胖」，這是脂肪聚集過多所形成的。

到目前爲止，敘述的都是屬於身體外側的脂肪，現在來看看身體內側的脂肪。胖者和瘦者的腸會有不同。在甚麼東西都不吃的狀態下，瘦者的腸會變得扁扁的，胖者的腸則會呈現圓管狀。

胖者的腸壁周圍都會附著脂肪，所以即使腸內沒有任何東西，腸子還是不會扁下去。因此，腸的內側有時會圓如肚皮。

有些人反覆節食又變胖，這是因爲附著在體內的脂肪和內臟的脂肪，是不會有變化的。如果要消除體內內臟的脂肪，必須延長時間。

⊙理想的體重

一般的理想體重是以國際尺度的BMI方式，作爲計算標準體重的標準。BMI是用體重（公斤）除以身高（公尺）的平方，作爲體格的指數。〈體重÷身高÷身高〉得到的數値爲二十～二十四是普通，二十四～二十六．四就有一點胖，二六．四以上就是太胖。

根據統計發現，大約二十二左右的人最不容易生病。如果用二十二來反算體重，發現一．七的平方乘以二十二，得到的理想體重是六三．五八。

但是這並非一定的，標準體重也只是大致上的「標準」，還必須進行體脂肪率的測定。

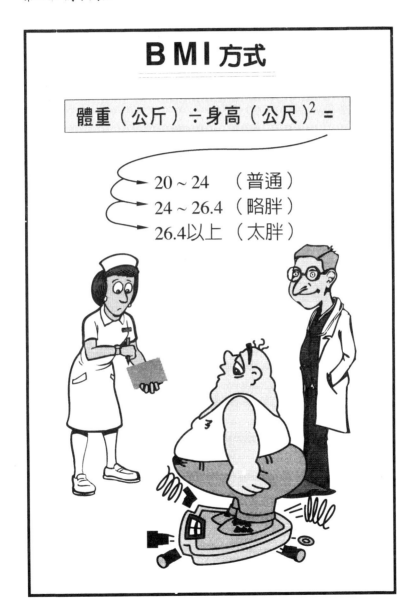

BMI方式

體重（公斤）÷身高（公尺）^{2} =

20 ~ 24 （普通）
24 ~ 26.4（略胖）
26.4以上（太胖）

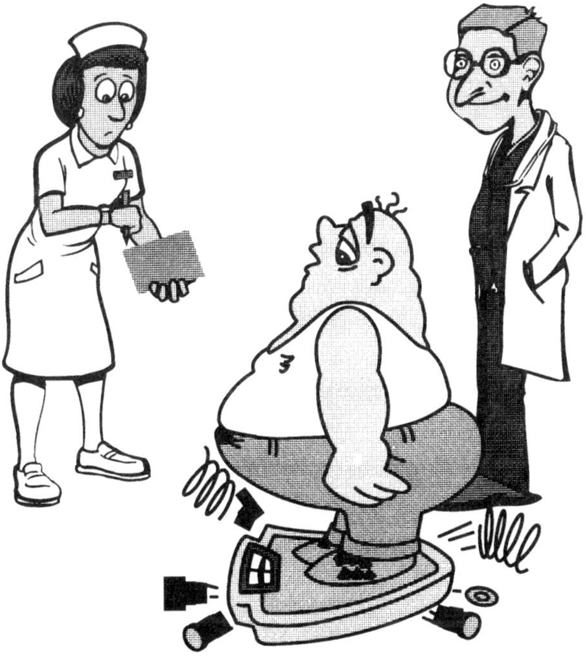

⊙先改變習慣

考慮減肥時，最先要考慮到的是目前的生活習慣。肥胖很可能是生活習慣所造成的。

在此，介紹利用運動也無法減肥的例子，像相撲選手要上一些激烈的課程，雖然有運動還是很胖。拳擊選手是不是因為運動而變瘦的呢？拳擊選手利用運動來減胖，或利用節食來提升減肥的效果。

相撲大力士一天吃二餐，早上就做練習，在這期間是不吃任何東西，呈現空腹狀態。待練習完畢以後，吃相撲鍋燒料理，有肉、魚、豆腐、蔬菜等含有豐富蛋白質與維他命、礦物質。然後再午睡。

像這樣的二餐制和午睡就是導致肥胖的原因。空腹以後，身體呈現等待吸收營養的狀態，再進食時吸收效率就會非常好，接者又午睡。睡眠中，成長荷爾蒙分泌旺盛，對於肌肉和骨骼的形成發揮很大的作用。相撲大力士就是這樣地努力使自己胖起來。

一般人如果要瘦下來，只要遵守和相撲力士相反的生活習慣即可。T女士遵守以下的二種習慣，在三個月內瘦了二公斤。

①睡覺二個小時前不進食、②一天在一定間隔的時間，確實地攝取三餐。一天所吃的量都要相同，也進行各種調配，以作爲日常的能量。尤其是睡前所吃的食物不需要被當成能量，所以很可能在睡覺時被當作脂肪儲存起來。

在報社中有這樣的例子，在某個特定的職場內，罹患肥胖和糖尿病的人特別多。這部門就是負責報紙的最後編輯的人員。根據保健護士的調查，在這裏工作的人大都一天吃四餐，而且夜晚值勤的時間較長，比較偏重於後半的飲食，幾乎都是在就寢以前進食。

因此保健護士指導他們，一天以內一定要在間隔的時間以後用三餐，而且睡前二小時就結束用餐。

要減肥最重要的是要有正確的飲食習慣，否則會忽胖忽瘦，一點好處都沒有。

⊙蛋白質的特異動的作用

有人問：「一公斤的鐵和一公斤的棉花，可者較重？」幾乎所有的人都會回答：「鐵。」一般人都認爲鐵是比較重的，棉花比較輕，所以都會以先入爲主的觀念來回答。一個如橘子一般大的鐵塊和如墊子一般大的棉花，何者較重呢？

當我們要判斷自己是胖或瘦時，無法以體重來判斷。脂肪量多的人就像棉花一樣蓬鬆；而肌肉多的人就像鐵一樣，非常結實。肌肉主要的構成物質是蛋白質，會使人的身體變得結實，所以必須從食物中攝取大量的蛋白質。

成人一天所需的蛋白質爲體重一公斤〇．八公克。體重六十公斤的人一天需要四十八公克的蛋白質。前文中我們提到，運動選手體重一公斤需要一公克，身體的消耗量激烈的人，需要大約一公克左右。

如果攝取含脂肪的食物一千卡路里或含蛋白質的食物一千卡路里，何者會導致肥胖呢？答案是脂肪。碳水化合物也是會令人發胖。

蛋白質比脂肪和碳水化合物都不會令人發胖，其理由之一是蛋白質乃構成身體的物質，也是修補身體所需的物質。理由之二是蛋白質本身會消化，而成爲能源，被身體所使用。

食物的攝取伴隨能源的消耗，稱之爲特異動的作用。其中尤其以蛋白質的能源消耗特別高。一般所攝取的能源的一〇％會被消耗掉。攝取一千卡路里的蛋白質，只能夠得到九千卡路里的能源。

例如：豆皮是屬於良質蛋白質食物，消耗嫩豆皮本身的卡路里，會比嫩豆皮本身的卡路里要多。這可以說嫩豆皮的特異動的作用，超過了一〇〇%。

雖然卡路里一樣，但是由於「特異動的作用」，攝取蛋白質是不會像其他食物一樣，那麼容易發胖。通常要藉著飲食來減肥時，可以多攝取蛋白質，才會產生效果。

⊙何時開始發胖呢？

要減少一公斤的體重，必須連續唱十幾個小時的歌，或者要走上好幾個小時的路。如果數十個小時都不吃，也會瘦下來。

也許，有人會認爲熬夜會使身體疲勞，再加上有精神壓力，可能會使人瘦下來。實際上卻相反，大都會發胖。長時間醒著會使吃的機會增多，疲勞和瘦毫不相關。

要減肥必須過著規律生活。對於肥胖的人而言，一般都指導由飲食和運動來著手，最重要的是要問清楚「從甚麼時候開始胖」。如果是與生俱來就胖，則一般的減肥指導是無效的。

要減肥的人要有心理準備，努力減肥的時間就有如增胖的期間那麼長。要急於見到減肥效果，對身體是不好的。

爲了減肥而運動時，最值得推薦的是走路。這種運動可以長時間持續去做，不會造成過度的負擔，也可以養成習慣，有一石三鳥之效。我認爲爲了減肥而慢跑，此法並不值得推薦。

慢跑時發生事故，幾乎都是集中在早上。早上空腹時慢跑，身體會消耗能源，而使用脂肪。在這過程中會產生遊離脂肪酸，這物質對心臟並不好。

除此之外，慢跑也會導致關節的過度負擔。對於中老年人或胖者而言，是不值得推薦的方法。

走路的方式，有快走的方法，效果較高，但是最好不要過於勉強。不動產廣告中，都刊登距離車站有幾分鐘，是以一分鐘走八十公尺的速度來計算。利用這速度走路，就可以達到很好的效果。

最重要的是，持續走二十分鐘以上，要養成習慣。還有，在走坡路、車站、建築物樓梯時，慢慢地走才會產生效果。總之，要養成走路的習慣。

⊙對糖尿病患者而言，一週一次的運動比減肥食有效

根據美國的調査報告，「爲了減少步入中年以後，罹患糖尿病的危險性，一週至少運動一次會比建議女性節食來得有效。」

每天運動和一週運動一次的人，差異並不大。這在前文中已經敘述過了。根據一九八七年十月十日的朝日新聞刊載，日本文部省所做的「體力、運動能力調査」，發現中老年人每週做一次的運動，與每天做運動的人並沒有很大的差異。

關於糖尿病，一週一次的運動也是非常有效。

爲了預防糖尿病，通常會使用食物的效率，並且要配合運動使能源充分燃燒。我們要使攝取的食物有效地變成能源，必須要有維他命B群。當缺乏維他命B群時，體內會呈現不完全燃燒狀態，而會產生各種症狀。

因此爲了減肥，提高運動效果，不可以欠缺維他命B群。減肥時，維他命B群會發揮很大的效用。

最常聽到的是維他命B_1。維他命B_1會分解體內中的醣質，使其變爲能源。含大量維他命B_1的食物，有花生、豬肉、大豆等。

其次是維他命B_2，爲了燃燒脂肪，達到減肥的效果，這營養是非常有效的。含有大量維他命B_2的食品有牛肝、雞肝、泥鰍、小麥胚芽、納豆等。

此外，蛋白質與脂質的代謝必須要有維他命B_6。由於現代人的飲食洋化，其重要性也增加了。含有豐富維他命B_6的食品，有牛肝、鮭魚、核桃等。

爲了減肥，必須攝取含有豐富維他命B群的食品。如果均衡地攝取在此所列舉的食品，就會使熱量提高。最理想的是攝取無熱量的營養補助食品，像是多種的維他命、礦物質（參照五十八～五十九頁 表1、表2）。

⊙水分和減量

對人體而言，水分是非常重要的。在此試探討水分和減量的關係。努力想減肥的人，有人毫無成效，其理由如下：

通常爲了減肥會控制卡路里的攝取，幾乎所有的低熱量食品都會有大量的水分。這水分在體內只有一點點的作用。

持續攝取低熱量食品與減少脂肪毫無關係，但是身體卻無法把水分排出體外。大致而言，三週以來體重維持穩定。過了三週以後，體重呈現階段狀的減少。對減肥者而言，必須要有以週爲單位的減量計劃。

減肥後不見成效的人，可以參照這例子來減肥，不要馬上放棄，而要持之以恆。下定決心減肥後，在「體重一點也沒減少，放棄吧！」之前，不妨再堅持一段日子。

很多人在體重呈現階段狀的減輕之前放棄，這樣眞是太可惜了。如果要減肥，要把眼光放得遠。這就像增胖的期間一樣，需要花相同的時間來減肥。

此外，不只是體重的減輕，也要確認腹部周圍的脂肪是否減少。雖然體重並沒有變化，只要發現脂肪減少了，隨後體重便會減少。

「外表」會比體重備受重視。體重相同，外表看起來卻較瘦，這就表示脂肪減少了。這可以說是理想的減肥。

〈本章的重點〉

・減肥會導致骨質疏鬆症，必須要注意。
・睡前二小時不要進食。
・三餐間隔的時間要一定。
・蛋白質不會使人發胖。
・以一天走一萬步為目標。
・攝取維他命B群。
・為了減肥而做激烈的運動，是不值得推薦的作法。

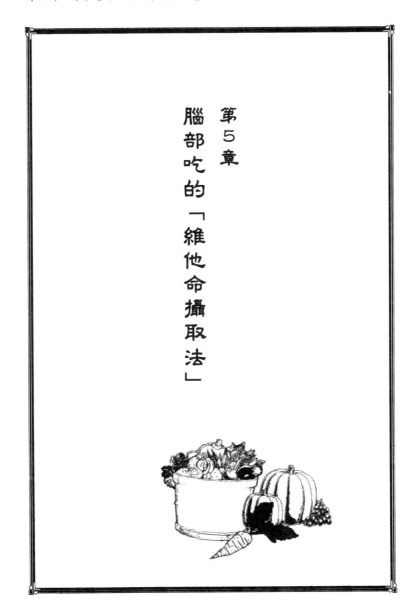

第5章

腦部吃的「維他命攝取法」

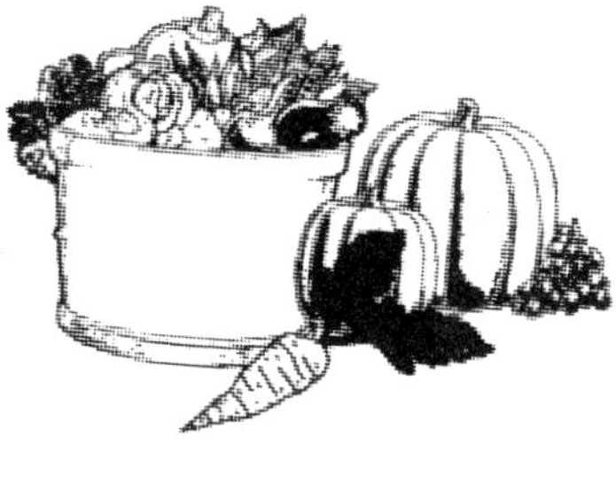

⊙喜歡吃的東西會營養不足

每天必須補充食物不可。要每週一次律動地攝食，似乎有點困難，希望各位能每天進行。

就如前文所述，這是一個飽食時代，所以攝取食物毫無不自由之處。雖然這是可喜的現象，但是另一方面卻有偏食的問題。我們能選擇的食物很多，卻無法選擇富含營養的食物。

日本人的飲食生活是只吃自己喜歡的東西，營養的偏差而導致成人病的關鍵。

這種飲食生活已經危及小孩子，因爲孩子的飲食生活也是以雙親的飲食生活爲模式。一旦雙親的飲食生活不良，就會影響到孩子。

在食物的選擇上，必須多加考慮。食物入口前，需要多想一想。在這時代中，不只是要用「口」，還要用「腦」來吃。

大約十餘年前，有位意識昏迷的學生被救護車送到夜間醫院去。當時醫生不瞭解其意識昏迷的原因，所以先爲他打點滴。第二天早上，那位學生突然好起來，就像是沒有發生過任何事情一樣。

到底這原因不明的疾病因何而起，又是如何治好的呢？昨天晚上所打的點滴，是強化的維他命B，因此所得到的結論是：「這學生缺乏維他B=腳氣」。

現代並非物質匱乏的時代，應該不會出現營養不足的問題，然而這位學生何以會罹患腳氣病，所以針對其飲食生活進行調查，發現他每天的飲食幾乎都是以速食食品和酒爲主。

如此一來，身體需要的維他命類和蛋白質一定會缺乏。這是因爲偏食所引起的營養不足。雖然熱量很充分，但是在成長期無法攝取足夠的營養，就產生很大問題。

⊙水很危險

水在〇℃以下，成爲固體的冰。到達一〇〇℃時，就會成爲氣體的水蒸氣。在我們的生活中，幾乎都在這溫度範圍以內。不只是人類，幾乎所有的動植物都會受到水的支配。

但是這個非常重要的水也很危險。大量的生活廢水污染河川，甚至污染了海洋。水受到污染時，大地也會受到污染，而無法淨化。最近的酸性雨等，帶給生物不良影響。

如果是雨，會變成水而流走。如果是酸性霧就很糟糕。由於霧比雨更容易在空中漂流，而且所含的有害物質非常多。在倫敦就有很多人因爲酸性霧而導致死亡。

不論雨、霧或飲用水都很危險，因此我們必須有保護自己的自衛策略，要先確保飲用水不可。飲用水是每天必須飲用的，所以要儘量去除其有害物。

市面上有各種種類的家庭用淨水器，近來新建的房子大都附有淨水器的裝備。甚至於市面上到處都可以看到礦泉水的蹤影。

淨水裝置和礦泉水的專櫃日愈擴充，大多數的人已經開始注意飲用水的重要性了。

家庭用的淨水器開始普及了，但還是不能夠充分地去除其中的有害物質。如果能用較大容器裝水，使有害物沉澱下來，只使用上面部分的水，也是可行的方法。可是如果要每天這麼做，又似乎太勉爲其難了。

還有一種簡單的方法，即讓水煮沸五分鐘後，使其冷卻再飲用。可是利用淨水器或把水煮沸的方法，會消除自來水中的殺菌力，而使細菌易於繁殖。還有，這種水無法長期放置使用，因此要每天製造。

如果水質不良，再怎麼攝取營養，也無法提高效果。爲了攝取平衡的營養，最好是使用「良質水」。

⊙重要的維他命

景氣復甦，飲料的銷路亦告上升。電視廣告中，有關飲料的廣告非常多，而且現在的小學生們都很愛飲用。

覺得疲倦、睡眠不足的時候，是否只要喝一瓶飲料，就能夠恢復元氣呢？不可能就像 POPYE 所吃的菠菜一樣。

人體缺乏維他命、礦物質等微量營養素時，雖然補充以後不能夠產生即效性，但是卻具有逐漸產生效果的性質。人體不可或缺的以毫米爲單位的微量營養素之維他命、礦物質，在生活型態中扮演著重要的地位。

雖然微量但是每天都必須補充，具有潤滑油的效用。對於癌症也能發揮效果。

一般性的營養幾乎都可以從飲食中攝取，而得以平衡。但是如果站在預防癌症的觀點來看，似乎不夠充足。爲了防癌，必須保持血液有高含量的維他命A（胡蘿蔔素）、C、E，可以利用純度較高的營養補助食品。

⊙預防癌症

關於血液的癌症，最可怕的是白血病，不過現在已經可以加以控制。而且也有了預防法，不知道各位知道嗎？

以下是日本國立癌症中心研究所所提倡的「預防癌症十二條」。

①不可偏食，要有平衡的營養。
②不可以反覆吃相同的食品。
③避免過食，減少脂肪的攝取量。
④酒要適量。
⑤減少抽煙。
⑥要適量攝取維他命A、C、E，以及豐富的纖維質。
⑦不要大量攝取醃製品和過熱的食物。

⑧不吃嚴重燒焦的部分。
⑨不吃發霉的食物。
⑩不要過度曝曬陽光。
⑪要有適度的運動。
⑫保持身體的清潔。

要預防癌症並沒有需要特別注意的事項，其實就是要有正常合理的生活習慣。

預防方法中，特別要注意的是「適量攝取維他命A、C、E」一項。正常細胞要癌化是要有階段性的，正常細胞要變成癌細胞時，有所謂的引導物質，使細胞膜產生變化。

能夠發揮抑制癌的作用的，是維他命C和E。但是只是靠著引導物質，要制癌並非那麼容易，必須使細胞膜產生變化，以及催化促進致癌的物質，才開始變成癌。能夠抑制癌的物質有維他命A（胡蘿蔔素）。

維他命A、C、E能夠破壞癌的基因，並且能夠修復產生變化的細胞膜。正在癌化的細胞可以藉由維他命的預防成分，而恢復成正常細胞。因此維他命配合使用會比單一使用產生更高效果。根據報告，攝取礦物質之一的硒，也能夠減少乳癌和肺癌。由此可知，在預防癌症方面，維他命和礦物質確實發揮效用。

⊙維他命和礦物質

掌握健康關鍵的維他命和礦物質，到底是甚麼東西呢？大家似乎都知道，但是深入瞭解以後，似乎竟然一無所知。

目前維他命共有十三種，經常聽說的有維他命A、B、C、E。除了維他命K以外，幾乎是以其發現的時間來命名。

維他命的大家族B群，一般我們稱之爲維他命B，其實這是一個家族總稱，是「B群」的簡稱。維他命B群這家族中，包括有維他命B_1、B_2、泛酸、煙酸、維他命B_6、葉酸、維他命B_{12}、生物素。

維他命B群再加上維他命A、C、D、E、K五種，就是現在的十三種維他命。維他命是維持健康不可或缺的營養素，而且還有一些是體內無法合成的微量有機化合物。有機是「有」生命力的意思，有機化合物是含有碳的化合物。

另一方面，礦物質的量雖然非常少，卻能發揮很大的作用，和維他命類似。自古以來有所謂的生命之泉，在國內外常傳說泉水能治病。

調查「生命之水」的成分，發現其中含有礦物質。所以礦物質是健康不可或缺的物質，在此也舉例說明。

礦物質也是礦物，也可以說是無機質，無機質是指會含碳的物質。在體內合成所必須的礦物質，有鈣、鐵、硒等，目前有十六種。

有機化合物的維他命和無機質的礦物質，在體內其實是互相援助，發揮作用以維持身體的平衡。所以與其單獨攝取，倒不如一起攝取，更發揮效力。

雖然微量營養素毫不起眼，但是也要充分攝取。

⊙發生活性氧的原因

所謂的活性氧，是指處於不安定狀態的氧。體內產生活性氧時，必須和其他物質結合、氧化，才能夠安定。不分對象，要找尋其他物質予以氧化的搗蛋鬼O_2，能夠對細胞產生直接或間接的傷害，也是導致癌與動脈硬化的原因。這也是導致老化的一大原因。

對我們而言，氧氣是必要的。爲了避免少量的活性氧產生，生物體所具有的SOD這種酵素，對於某種程度的活性氧可以產生防禦的效用。不過，如果活性氧超乎普通以上的量時，超出生物體的處理能力的範圍，就會引起各種身體障礙。

產生活性氧的原因有以下幾種：

①放射線或太陽的紫外線。②超音波。③車子排出的廢氣與大氣污染。④煙等的外因。

關於內因，有①過食。②飲酒過度。③過分激烈的運動。④睡眠不足。⑤精神壓力過多等等。

此外，如果持續出現維他命或礦物質不足的狀態，很容易產生活性氧。根據報告，血液中維他命E濃度較低的女性，容易罹患乳癌。維他命E具有抑制抗氧化作用，能夠抑制活性氧。

和維他命E一樣，具有抗氧化作用的維化命C，也能產生抑制活性氧的作用。維他命A和C能夠在細胞膜的外側進行氧化的還原作用，修復產生變化的細胞膜。維他命A、C、E，以及礦物質中的硒，能夠補助SOD的作用，和活性氧配合，把活性氧排出體外。

爲了預防癌症和動脈硬化、防止老化，要攝取含有豐富維他命A、C、E的黃綠色蔬菜、乳製品、豆類、胚芽油、橘子、芋頭類等，含有抗氧化作用的維他命，被稱作ACE，能預防動脈硬化，防止老化。

⊙脂肪的氧化作用

如活性氧等不安定狀態的元素，會傷害細胞的有害物質者，稱之爲自由基。自由基會造成許多問題，對於身體的細胞有害。

其不良影響是會產生癌或動脈硬化。自由基所引起疾病，稱爲自由基疾病。最近任何人都具有引發「自由基疾病」的要素。由於我們生活在有害物質圍繞的生活環境中，非儘量避免不可。

根據報告，北極附近格陵蘭的冰中，鉛含量是三千年前的二百倍之多。不只是鉛，地球上的有害物質由於產業的近代化，有逐漸增加的趨勢。

一九五〇年左右，開始有爆發性的增加。可想而知的是，這現象有遽增的趨勢。這種局勢會急遽地加速。

有害物質等的原因產生的自由基，對於身體的細胞會造成氧化作用。尤其是對於脂肪的氧化作用，產生毒性非常強的過氧化脂質，就會傷害細胞。

還要把這種危險物質變成無害的水，排出體外，就需要利用前述的維他命A、C、E或礦物質、硒等的作用。由此可知，維他命和礦物質對於身體有害的物質，能夠產生解毒作用。

日常生活中，對於有害物質與會因此而產生的遊離基，有時候會無法避免。甚至還有人喝酒、抽煙。對這些人而言，更會造成維他命的大量消耗，因此必須要補充攝取多量的維他命類。

⊙防止老化和防癌的四張王牌

在日本蔚爲風潮，翻譯成十四國語言的領先排行榜暢銷書是『維他命聖經』。

本書的著者阿爾·敏岱爾教授在一九九四年四月抵日，並在東京演講。演講中，他舉出預防心臟病、癌症，延緩老化上，能發生抗氧化物質的「四張王牌」。

抗氧化物質能在我們體內發揮守護身體細胞，免於受到有害氧化物質之侵襲。雖然我們必須要有氧，可是當氧處於不安定的活性氧的狀態下，對於細胞會造成直接或間接的傷害。根據報告，這種現象會提早老化，引發心臟病、腦中風、癌症等。

會使鐵釘生銹的氧化，削過皮的蘋果放置於空氣中一段時間以後，會變爲咖啡色，也是由氧化所致。如果在削過皮的蘋果上塗上檸檬汁，會因爲檸檬汁的維他命C的作用，而防止氧化。

1 維他命A和胡蘿蔔素

我們的體內也會發生類似的現象。體內的抗氧化物質與活性氧戰鬥，對於活性氧的毒素發揮中和的作用。

這種抗氧化物質「ACE」之一，即「β胡蘿蔔素」。β胡蘿蔔素在體內變爲維他命A，所以攝取過多β胡蘿蔔素，並不會對身體產生毒性，可以不必擔心，大量地攝取。

如果是以維他命A來攝取，就會有攝取過量而產生毒性的問題。如果需要維他命A，最近是以攝取β胡蘿蔔素的方式較適當。

β胡蘿蔔素也可以稱爲「β」胡蘿蔔素。含有豐富的β胡蘿蔔素的食品有胡蘿蔔素、南瓜等的黃綠色蔬菜、水果，最好每天努力地充分攝取。

抗氧化物質之一的含有β胡蘿蔔素的食品，最好每天用「頭腦」用心地攝取。

2 維他命C

敏岱爾教授還特別強調，這抗氧化物質的四張王牌以賭博爲喻：「當你到拉斯維加斯去玩撲克牌時，如果能夠拿到四張王牌就非常好了。」

第二種抗氧化物質「ACE」，就是維他命C。維他命C是非常重要的食品之一，一天最好攝取七〇〇毫克左右。

尤其是抽一根煙就會大量地破壞維他命C，所以，喜歡抽煙的人必須充分攝取維他命C。

如果精神壓力大的時候，會大量地消耗維他命C。因此一旦體內缺乏維他命C時，很容易感冒，而且感冒會拖得很久。

維他命C能夠打擊病毒。當病毒想要進入細胞時，由於維他命C能夠把細胞包圍起來，預防病毒的侵入，而且具有產生抵抗病毒的作用。

維他命C有助於鐵的吸收，尤其對於女性而言，最好二者能夠併用。

此外，維他命C和胡蘿蔔素都能降低膽固醇，能夠防止壞膽固醇的氧化。

含有豐富維他命C的食品，有綠花椰菜、高麗菜芽、花菜、青椒、草莓、柿子、菠菜、柑橘類等。攝取這些食品時，必須注意的是維他命C是水溶性的，而且不耐熱，此爲其特徵。料理時，要注意加熱的時間不可以太久。

市面上銷售的維他命C錠劑種類非常多，最好能選擇天然的，能緩慢溶解的「常效性」的製品。

3 維他命E

能防止老化與防癌的抗氧化物質的第三張王牌，就是維他命E。維他命E具有降低膽固醇的作用，能夠抑制壞膽固醇LDL。

另一方面，如果要使膽固醇HDL增加，必須注意飲食、營養補助食品、運動和戒煙。日本的琉球與冰島被稱爲長壽島，這二個地方精神壓力少，而且大量攝取魚油。在魚油中含EPA（二十碳五烯酸）和DHA（二十二碳六烯酸），有助於血小板的製造，能預防心臟病。

此外，維他命E具有抗發炎性，防止關節炎，甚至能夠中和污染。敏岱爾教授說：「維他命E能夠發揮中和污染的作用，在一九六五年時我注意到了這一點。當時我在洛杉磯藥局工作，洛杉磯是一個污染非常嚴重的都市。」

「現在，東京和大阪污染也非常嚴重，所以在這裏生活的人爲了自己的身體，必須攝取抗氧化物質。不過要從食物中攝取充分的維他命E，是不太可能的，最好是利用營養補充食品。」

女性比男性來得長壽，長壽的理由之一是因爲女性的好膽固醇較多，因此男性最好多攝取維他命E。

維他命E能夠促進血液循環有所改善，大量攝取能夠發揮良好的功效。不只是能夠改善腳部的疲勞，也能促進性能力。因此維他命E的別名爲性維他命。

美國甚至連寵物的食品都使用維他命E，所以人類更是需要。

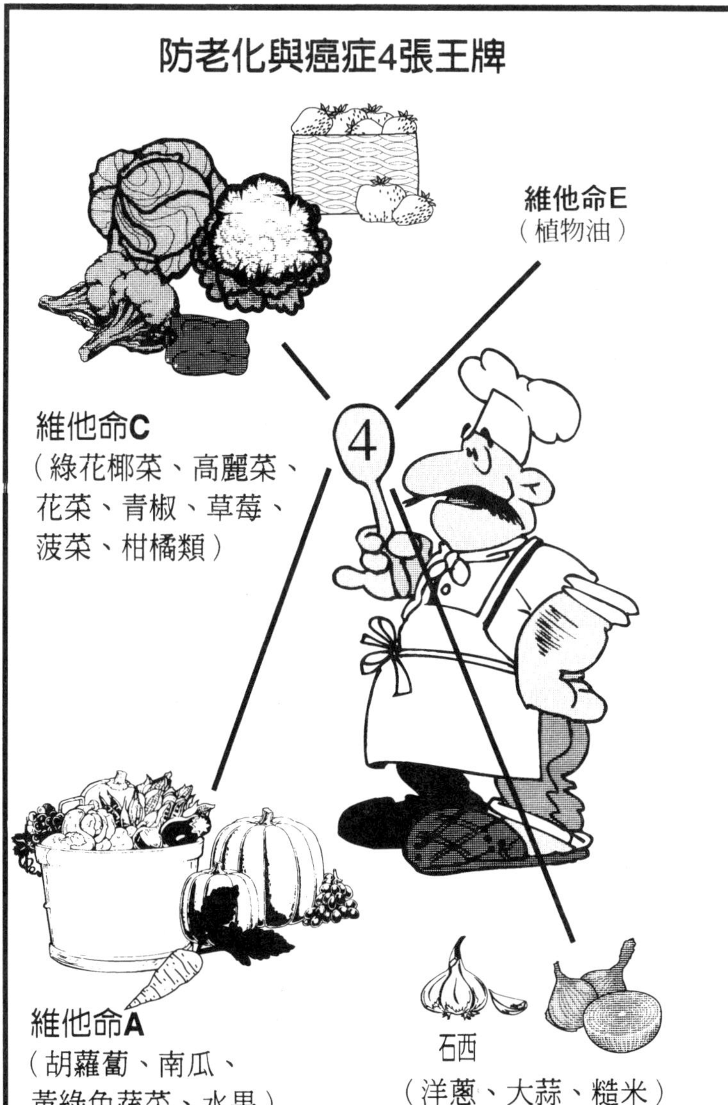
防老化與癌症4張王牌
維他命E
（植物油）
4
維他命C
（綠花椰菜、高麗菜、
花菜、青椒、草莓、
菠菜、柑橘類）
維他命A
（胡蘿蔔、南瓜、
黃綠色蔬菜、水果）
硒
（洋蔥、大蒜、糙米）

4 硒

除了以上三種抗氧化物質以外，另一張王牌就是礦物質之一的硒。

硒是在一九九〇年的RDA（美國政府訂定的勸告值，相當於日本厚生省的國民營養調查的必要量）提出其攝取量。

含有豐富的硒的食品包括洋蔥、大蒜、糙米，而大蒜自古以來就是羅馬人或埃及人所愛用的。

大蒜具有抗發炎作用，可以防止心臟病，有助於製造血小板，並且具有抗癌特性。

敏岱爾教授說：「有良好效果的大蒜，還有另一令人困擾的問題，即其獨特的『臭味』。

「不過和荷蘭芹一起攝取，就可以消除這問題。請各位記住這一點。」

除了荷蘭芹以外，硒和維他命E一起攝取，會產生相輔相成的效果。海產物中含有硒，我們必須要擁有平衡的飲食。

大家都知道，維他命A、C、E具有防止老化與抗氧化的作用，這些維他命的總稱爲「ACE」。通常還加入礦物質之一—硒。

「四張王牌」是三種維他命和一種礦物質。敏代爾教授說；「要有平衡良好的飲食和運動，以及良好的營養補充食品，可以讓你得到最好的健康。」

⊙魚油

目前引人注意的是青背魚。美國人說，日本小孩比歐美的小孩聰明，是因爲日本小孩常吃魚的緣故，其實是魚所含的油所致。

魚油在常溫下不會凝固，另一方面，動物的脂肪在常溫下會凝固。油和脂的不同，在於前者是液體，後者是固體。

如果魚油在常溫下會凝固，那麼在寒冷海中游泳的魚類，身體就會凝固，而無法游動以致死去。我們把這些魚「不會凝固的油」攝取入體內，有助於身體的調節功能。

魚油中所含的成分最引人矚目的是，前述的DHA（二十碳五烯酸）和EPA（二十二碳六烯酸）。

這種「柔軟的油」進入體內以後，也會變得柔軟，細胞本身會保持柔軟狀態。一旦細胞柔軟，血管就能保持年輕。

血管中最細的是微血管，此處有血液流動。可是血液中的紅血球通常都比微血管來得大，所以紅血球必須要通過比自己還小的微血管。爲甚麼紅血球能夠通過呢？主要是因爲紅血球能夠變形，變得細長而通過血管。

這種現象是因爲「柔軟的油」，才能夠順暢地進行。反之，如果缺乏柔軟的油，則血液要通過血管時，無法順利地變形，就會傷害到血管。

這種柔軟油的主要成分是ＤＨＡ或ＥＰＡ，能使血管保持年輕，具有預防心肌梗塞、腦血栓、腦溢血、蜘蛛膜下出血的作用。

我們要重新評估從新鮮魚類中取出的魚油的效用。

⊙不飽和脂肪酸

前文中已經敘述過關於「油」和「脂」的不同。動物性的「脂」是在常溫下呈固體狀的，大都含有飽和脂肪酸。另一方面，植物性的「油」在常溫下不會凝固，呈現液體狀。這些油大都含有不飽和脂肪酸。

引人矚目的不飽和脂肪酸的二十二碳六烯酸（ＥＰＡ）和二十碳五烯酸（Ｄ

HA），是住在北極圈的愛斯基摩人的飲食生活中常用的食品。

愛斯基摩人經常大量攝取動物性食品，如：海狗、海豹、鯨魚等，罹患動脈硬化、腦梗塞、心肌梗塞等疾病的人卻很少。此外，這些地方的人大都吃魚，引起血管阻塞的疾病卻很少。

這些食品的共通點就是含有多量的不飽和脂肪酸，即二十碳五烯酸，因此會認爲對血管有益。

看看其對於血管的不飽和脂肪酸的作用。油脂的分子構造脂肪酸是碳（C）和（氫）的組合，成爲羧基（COOH）。

碳（C）有四隻手，而氫（H）有一隻手，組合就會成爲〈圖1〉。這是飽和脂肪酸，每隻手都已經滿滿地，所以不能與其他的物質相結合。是安定脂肪酸，呈現滿滿的狀態。

其次是〈圖2〉，這是不飽和脂肪酸，呈現重結合狀態。碳雙重結合時，會使應有的氫數減少，即「飽和」與「不飽和」是用來決定氫是否足夠。

並非不飽和脂肪酸都是好的，新鮮的不飽和脂肪酸對身體有大的助益，可是陳舊者有容易氧化的缺點，所以盡可能攝取新鮮的不飽和脂肪酸。

<圖1> 飽和脂肪酸

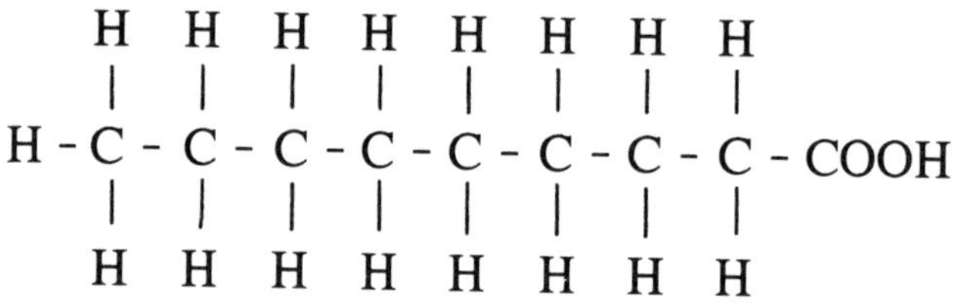

<圖2> 不飽和脂肪酸

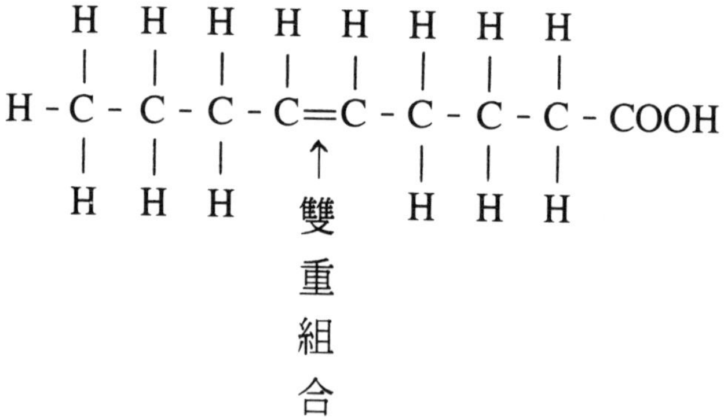

此外，維他命C和E具有防止氧化之害的作用，可以注意在攝取不飽和脂肪酸的時候，和蔬菜一起吃。

⊙精神壓力和飲食

有人認爲身心是一體的，所以必須考慮到心理的健康與身體的健康。通常身體的症狀隱藏著心理的問題，心理的狀態會出現在身體的表面，所以身心是無法分離的。

經常保持身體的暢快，對心理的健康會有助益。在身心的壓力方面，飲食也會發揮很大的作用。

首先必須要攝取平衡良質的蛋白質，如蛋白質食品的魚、蛋、牛奶、大豆製品等，能夠提高對於精神壓力的抵抗力。此外，蛋白質是構成身體不可或缺的。爲了維持身體，蛋白質是必要的。

其次，對抗壓力的對策所必須的食品是維他命。如果身體承受了壓力，副腎皮質會分泌荷爾蒙，以此來對抗壓力。爲了促使副腎皮質荷爾蒙的生成，提高其分泌，就需要有維他命C和E。

含有維他命C的食物有水果、果汁、番茄、草莓、青花椰菜，而含有維他命E的有植物油、堅果或種子、小麥胚芽、魚卵等。

有一所大學的徒步旅行社團，讓新生揹負背包來走山路，造成猝死事件。醫生的調查報告發現，猝死學生的副腎皮質薄得像紙一樣。

當我們承受壓力時，腦發出指令，要身體分泌荷爾蒙，但是卻無法分泌出充分的荷爾蒙來。因考試而用功或運動不足的人，會因爲激烈的精神壓力而難以承受。

承受壓力的人最好要有規律的飲食和均衡營養，尤其要充分攝取能對抗壓力的蛋白質和維他命類。

⊙充分的營養重於自然

目前，我們的生活周遭都是污染的水和空氣，吃了含有很多農藥和添加物的食物，在這種有害物質的環境下，想要長壽似乎並不可能。

另一方面，家裏所飼養的寵物和人類一樣，受到有害物質的侵犯。可是飼養在家中的寵物比在自然界中生存的動物來得長壽。在動物園裏的動物也是相同的情形。

由此推知，長壽是以「充分的食物」比「有害物」的要因來得重要。

現代的有害物質比以前多，現代人住在受污染的環境下，不會比以往的人來得長壽。由此可知，「充分的營養」比「自然」的要因，在長壽的貢獻上來得更大。

不過，你也不必害怕吃了一些有害的物質，只要注意均衡攝取營養，應該會長壽。

不可以因爲現在平均壽命延長，而感到安心。現在的長壽是指「現在的情形」，如果你注重美食、吃零食、飲酒過度，則壽命會因此而縮短。

現代人的物資豐富，只要在食物的「選擇」上不出錯，應該能夠健康長壽。比起有害物的要因而言，充分攝取食物這要因是有利的，所以這是一個在食物的「選擇」上非常豐富的時代。

環境的因素和個人的要因，對於健康都產生很大的影響。知道維他命和礦物質能夠對於有害的物質具有解毒的作用，必須要仔細地思索，好好地選擇食物，才能夠確保健康。

不要忘掉主要的角色在於個人方面，現在是一個「用頭腦吃」的時代。

〈本章的重點〉

・避免攝取酒和速食食品。
・確保良質水。
・預防癌，延緩老化的維他命、礦物質。
・「四張王牌」是維他命A、C、E和硒。
・EPA等的柔軟油有益於血管。
・對抗精神壓力的蛋白質和維他命。
・平衡的素食能夠確保年輕。
・愛抽煙的人需要大量的維他命C。

第六章
承受壓力在心理上要確認

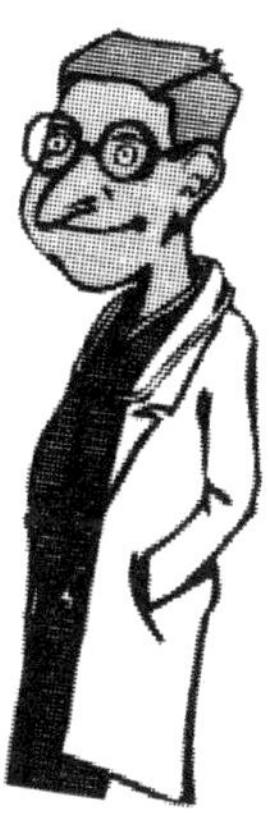

⊙精神壓力無法消除的問題

對我們而言，精神壓力是一種適度的刺激，能夠防止頭腦生銹。某種程度的精神壓力是必要的，精神壓力本身並無害處，然而問題是在於「無法消除」。

有的人精神壓力與煩心的事可以放棄不管，但是有的卻無法割捨。

例如：孩子即將考試了，對你而言是一大壓力，但是卻束手無策。

「想」事情並無不好，但是想得「超過」了，就是一大問題，無法不去想，這就是重症。在這種狀態下，要讓自己的頭腦解放，有二種方法。

一是，一般所說的忘卻。做一件與平日截然不同的事，在這瞬間可以忘掉自己的煩惱。

這時，最適合的事是：①活動自己的身體、②做自己喜歡做的事。作運動或自己喜歡的事都很好，埋首於嗜好中，有助於消除壓力。

另一方式是逃避壓力，可以和別人談或把文字寫下來。越是想要逃避越是想要忘掉，越無法忘掉。這時可以和親近的人談一談，會讓你覺得輕鬆多了，大都會有一吐而快的爽快感。

另一方法就是把煩惱寫下來。寫成文章以後，思緒也作了整理。不論是在說話或寫文章的時候，問題就會浮現出來。平常要多結交一些可以談心的朋友，養成寫文章的習慣，這對於預防精神壓力有很大的助益。

剛上班的人無法消除壓力，只可以養成一週一次在休假時，紓緩壓力的習慣。

一週一次的運動、興趣、與友人談心、寫文章等，找出適合自己的一週一次的律動。

⊙執著於過去

有人說：「執著於過去的人會喪失未來。」尤其是過了中年的人所必須要注意的，不要因爲執著於過去，而放棄目前的目標。

儘量做一些能引發自己的好奇心和創造性的運動或興趣，要重視「現在」。

每個人都會有負面的思想，但若不往正面去想，「人生會是一大損失」，務必要好好記得這一點。

要常懷感恩的心，這樣的人通常都會有正面的思考，未來也會更開闊。

開朗的人朋友比較多，所以正面的想法很重要，常懷感恩的心對於心理健康會有正面的影響，而且也能把感謝的心傳達給對方。

有一個老人把寫在筷子包裝紙上的紙條交給工作人員，吩咐道：「把這一張紙條傳給今天演講會的負責人。」紙條上寫著：「今天的演講會比上一次短了三十分鐘，主持人的寒喧太長了。」

這一次的演講會是第二次的演講會，和上次的內容相同。由於時間關係，沒有留下發問的時間。主持人的寒喧和上一次並無兩樣，大致上是講師介紹花了二分鐘左右。

這一次的演講是著名的女性作家以「愛」爲題材來演講。這位老人一邊聽以愛爲題目的演講，一邊心想「主持人的寒喧太長了」，所以在筷子的包裝紙上寫下了這些話。

愛到底何在呢？一邊聽這樣的演講，而一邊進行這種行爲，讓人覺得無法配合起來。這一點讓人注意到，如果沒有愛和感謝的心，會是一大損失。

同樣聽那場演講的許多人，是懷著愛的感覺回家；而另一些人是懷著「眞可惡」的心情回家，二者的差別就在於是否懷著感恩的心。

⊙家庭、活動、感謝

爲了心理的健康，不要執著於過去，要重視「現在」。尤其是沒有目標的人，要有對於心理能發揮作用的三點。

這三點就是「家庭、活動、感謝」。請稍微確認一下。

首先就是「家庭」，這是「溝通的地方」的意思。在家中你是否能夠好好地和家人談談呢？以此爲基本，你有幾個人可以好好地和你談心呢？請重新評估這問題。包括家人，你到底有幾個可以談心的伙伴呢？

其次就是「活動」，特別是對於男性而言，除了工作以外，必須要有「想做的事」。

女性平日要做家事和購物，有很多可以活動身體的機會。這是現在就開始去做的目標。

興趣和運動對身心都有好處，不妨做一些自己愛做的事。

其次是「感謝」的心，這對於心理的健康是很重要的。太執著於過去的人，大都無法擁有感謝的心。誰都無法永遠活著，所以最重要的是要活得充實。

一天要有一次以上去感謝某些事情。現在你感謝甚麼呢？是不是眞的打從心底感謝了呢？

⊙離開的座位增加了

C先生四十四歲，出任次長大約一年。以其壯年便出任次長，實在是件了不起的事，他認眞而努力地工作。其個性嚴謹、愛乾淨，値得驕傲的是能寫得一手好字。不擅飲酒，自從出任次長而必須喝酒時，便覺得束手無策。

C先生升爲次長時，與其同部門，同時和他一起升爲次長的是同期的D先生。他們是競爭對手，也是朋友，部長很高興地說：「C和D這兩個人在個性上是完全不同的二個對手，但是在人事上卻是很好的配對。」

這二個人的個性完全不同。D先生凡事不拘小節，喝酒不成問題，而且非常自然。不是討厭酒的人，喝酒對他不會造成負擔。

C先生離座的機會增多了，周邊的人也覺得不太對勁。後來從專門醫生那兒聽說：「C先生因爲憂鬱症而入院。」才知道事情的眞相。非常正經的C先生會離席，想必當時他一定覺得很痛苦。

自己知道罹患了憂鬱症，不只是本人很痛苦，周邊的人注意到了，也覺得有點奇怪。這時勸他去找專門醫師，他也順從地接受了。專門醫師說：「本來我想讓C先生和他的太太都住院，但是因爲太太必須照顧還在上學的小孩，所以只要求她門診即可。」C先生的憂鬱症也影響了他的太太。

⊙消除心理的壓力

C先生的憂鬱症到底是因何而引起的呢？因爲高升，或因爲有個同期的對手在同一部門，或是因爲面臨了工作上應酬的難題，或是還有另一要因，那就是C先生住在埼玉縣的公寓。他想要買一間獨棟的房子，可是錢不夠，所以稍微有點沮喪。

這時，D先生早已經在東京都內建了一間房子，這件事讓C先生覺得鬱鬱不振。雖然在工作表現上並不會輸給D先生，但是自己想要做的事，D先生卻搶先了一步，因此受打擊。

不只是如此，當慾求水準高時卻無法達到，受到的打擊會越大。

過大的慾求會造成很大的心理負擔，心理負擔的造成有以下的情形：

①知道是不可能的事情時，卻無法放棄。

②非常在意別人的事。

③自己不能夠放鬆。

自己的慾求水準與現實有很大的差距時，會採取以下的想法：

「因為做不到，乾脆看開一點。」

「我才不和別人比較。」

「對自己而言，自己最重要。放輕鬆些！」

如果不這樣，恐怕到死也無法滿足。有時候要採取消除自己的心理負擔的看法。

⊙充實感並非有形的

現代人的物資豐饒，確實是要甚麼就有甚麼，非常地豐富。

如果以居住為喻，發現物質的增加會使空間變得狹窄。物質過多時，空間的「餘裕」會變得較小。

物質的豐富是指有形的，肉眼可以看到的東西。這些東西會壓迫我們的餘裕，所以我們必須去尋找不同的充實感。與物質相對的，如果「心」這部分不充實，就無法掌握眞正的充實。

心靈的充實感並非「有形」的，而是「肉眼看不見」的，「餘裕」並非肉眼看得見的，而是本人感到滿足的一種「感覺」。

這種滿足感是有形的東西雖然消失了，但是卻會內心深處留下蹤跡。例如：「旅行」、「長時間的用餐與談話」、「音樂會」、「看戲」等，都會在心裏留下痕跡，不會消失。

不在於「物質」，而只在於自己的「滿足」，這就掌握到了眞正的充實。

在此，試介紹如何充實生活與心靈的作法。這就是「交際」與「使用技巧」。

在「交際」方面，要扮演各種不同的角色。在家族中，要扮演家人的角色。在社區則要扮演社區成員的角色。

除此之外，也要扮演朋友的角色。同時，在興趣、運動與特技方面，都要扮演不同的角色。

「使用技巧」方面，適用於「金錢、時間、情報」三方面。尤其是在時間的使用方面，心理的比重最重要。

與人交往時，如果不多花一些時間，就會較難理解對方。興趣、特技方面，也要花些時間才能掌握訣竅。有技巧地使用時間，就能夠「多花些時間」。

交際與使用技巧會帶來心理上的滿足，所以能夠使生活更加豐富。

⊙妨礙熟練的六個「無」

妨礙「熟練」的情形有六個「無」。

那就是：①無口、②無感動、③無神經、④無行動、⑤無宗教、⑥無興趣，六無皆備則會喪失時機。

反之，去六無就可以有六得：

①要有溝通。

②要有豐富的表情和容易感動的心。

③要能夠體貼。

④要有活動性。

⑤有倫理觀。

⑥擁有令人愉快的興趣。

⊙幸福的條件

幸福的條件有三，即「經濟」、「健康」、「心」（生存的意義），這三點具有身心充實的意義。生存的意義是屬於精神層面的，可是在幸福的條件上，佔有很重要的地位。

精神方面的要素有以下三項，如果不知道請確認一下。

①經常想要提高自己的能力。

②擁有養育下一代的環境。

③對人類和社會都有所貢獻。

每一個人或多或少都會與社會有關，因爲生活在社會中。第三項是基本的精神需求，也許有的人會認爲無法辦到。可是每個人都會有「爲了自己而做的」和「爲了別人而做的」。這時，你可以再重新判斷一下，爲了自己的時候如何的呢？

另一幸福的支柱就是「健康」，有一些是能夠靠自己的意志來控制的，另有一些則是無法控制的。爲了健康，「空氣」、「水」與「食物」都是必要的，環境污染等無法依賴自己的力量和意志來控制。

因此健康並不僅限於本身，也要考慮到社會環境的健康。「爲了社會與他人」，同時也爲了自己的幸福。

現代的「三過」是指孩童的「過度用功」，成爲社會人士以後的「過度工作」，以及退休以後的「過度閒暇」。

最近幸福的角色大都是「勝利的角色」。在「過度○○」的競爭中成長的人，對他們而言勝負是重要的，否則總覺得有點欠缺。

東京大學的名譽教授Ｅ先生，在很早以前就不打高爾夫球了。他說：「在俱樂部中看到年輕人下賭注，這讓我不想再打高爾夫了。」連這種地方也要分勝負，到底是爲了什麼而打高爾夫球，實在無法令人了解其意義。

Ｅ先生建議大家應該在自然中多從事一些休閒活動。在自然中活動的小孩，臉上會綻放光輝。那種幸福的臉神並不是「勝利的臉色」，而是「充滿光輝的臉色」。要有充滿光輝的臉色，不一定要有勝負的感覺或競爭的感覺。

即使住在都市裏，也能夠有置身於夕陽、花草的自然感覺。最重要的是要有觀察自然的「心」。

⊙擁有自己的「世界」

爲了確保心靈的健康，平時就要培養個人的興趣。現在有些人是「非常喜歡，甚至避免讓別人知道」，這也可以。如果沒有培養自己的喜好，最好趕快培養。

在社會上有各種各樣的活動，相對地壓力也增加了，這是無可避免的。平常就「做」自己「喜歡」的事，這一點很重要

爲了消除壓力，也可以從事運動、興趣、瑜伽、太極拳、旅行等。如果是壓力非常大的時候，做這些事情似乎也沒有多大的效果。一旦遇到強大的壓力時，「想做」甚麼並不能消除壓力，而且效果會很慢。

面對強大的壓力時，要擁有能夠獨自面對的「世界」。

一週一次從事自己感興趣的東西，會有相當的效果，不妨試著去做心靈的「盤點」。

N女士自小便學習鋼琴，現在這是她最大的興趣。不論工作和私生活多麼忙碌，她至少一週會彈一次鋼琴。

她一度考慮要進入音樂學校，想要進入不同的領域，現在所從事的工作也和音樂無緣。可是N女士想要從工作和忙碌的私生活中解放出來時，N女士會找出「自己的時間」，很愉快地彈奏鋼琴。

⊙身心不可分割

爲了擁有「自己的世界」，必須確認以下三項條件：

①可以獨自做自己喜歡做的事。

②擁有可以享樂的時間。

③因此要找出「場所」。

爲了滿足這三項條件，可以知道週末或自己的休假日的重要性。如果沒有這三項條件的人，可以參考我們以七十歲以上的人爲對象，成爲其健康秘訣的結果。

心情的調適最多，例如：「想開一些」、「討厭的事不要留到隔天」、「心存感恩」，這種心情幾乎都很類似。

接著，就是飲食，「任何東西吃起來都覺得美味」。其次是運動，「要活動身體」。其重要性是這樣的。

心靈、飲食與運動都很重要，最近現代人認爲身心是一體的。心理的障礙會表現在身體上，身體所顯示的症狀隱藏著心理的問題，所以身心是相關的。要綜合身心來看，注意其整體。

身心平衡崩潰時，會無法安眠，這是休養的基本。這包含了預防層面，如果有適合個人的休閒活動，對於整體的健康會有助益。

「適量的飲酒和運動」、「看戲和購物」等，也是適合個人休閒活動的「自我世界」。

⊙為了腦的五點

一旦腦細胞遭到破壞，就無法再生。腦大約有一四〇億個神經細胞，會遭到破壞。但是人類終其一生也無法完全使用到。腦的能力無限大，不能使用這種能力時，就像跑車一直開得很慢。這時引擎會太熱。

因爲腦部擁有無限大的能力，必須持續性地刺激腦。腦是越使用越好，需要注意對腦有助益的五點。

1.「活動」—就是動。坐在辦公桌的人需要改善血液循環。即使散步也可以，就是要身體活動。

2.「教育」—爲了自己的生涯學習，必須擁有生涯工作。如果能教導他人會更好。

3.「休養」—也許你會認爲這是和使用腦相反的行爲，可是對於腦而言，不管做任何事，如果無法得到充分的睡眠，就無法發揮其機能。充分的睡眠是腦的「營養」，這是不可或缺的基本。

4.「家族」—是社會最小的單位，夫妻、親子關係等和人的互動，對腦而言非常重要。

5.「好奇心」—要經常保有好奇心，在生活中追求刺激和生存的意義，對於腦的活化有很大的助益。

其實有利於腦的五點並沒有特別之處。這是在日常生活中稍微注意，就可以得到的，所以要常確認自己的生活。

⊙腦是用不盡的

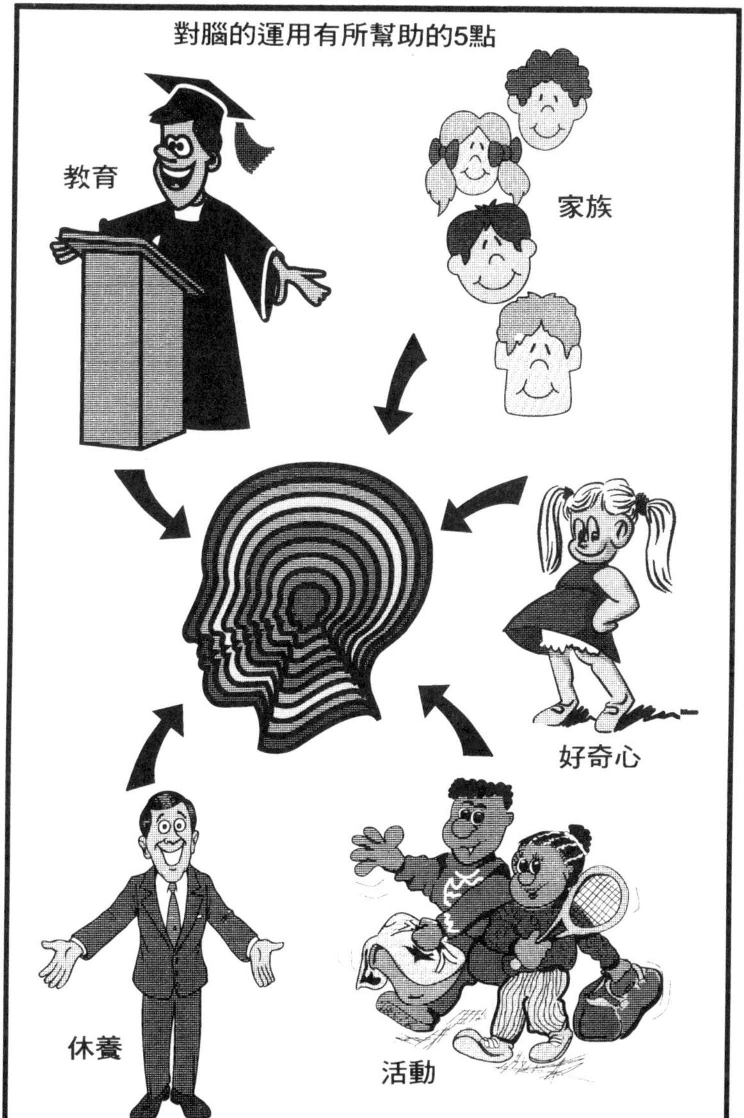
對腦的運用有所幫助的5點
教育
家族
好奇心
休養
活動

據說過了二十歲以後，一天大約會有十萬個腦細胞死掉。一個月會有三百萬個，一年則會有三千六百萬個以上的腦細胞死掉。

而且一旦腦細胞死去，就無法再生，所以會一直減少。

隨著年齡的增長，頭腦會越來越差，這是必然的現象。實際上雖然細胞會壞死，但是死去的腦細胞對腦而言，是毫無影響的。腦細胞有一四〇億個之多，所以持續數十年漸漸壞死也沒有大礙。如果你有空，可以算一算七十～八十年共死了多少個腦細胞。

對於整體的腦而言，死去的腦細胞只是佔了一小部分而已，其餘大部分是用不完的。已故的愛因斯坦所使用的腦細胞，只是腦的幾分之一而已。

腦是越用越發達，所以爲了保持腦的年輕，最好經常「使用」。

聽說記憶力會在步入中老年後逐漸衰退，記性的能力增加。這種綜合性的判斷能力不管幾歲，只要使用腦都不會衰退。

雖然體力和記憶力會隨著年齡而衰退，可是長年累積的經驗、知識、技能等會越來越豐富。爲了保持頭腦的年輕，最重要的是必須注意腦的動脈硬化。

要避免抽煙與壓力，在飲食上要充分攝取維他命類，避免攝取過多的動物性脂肪。其次就是不可以喪失好奇心與創造力。

一般的民間說法認為，「使用手」就不會變得痴呆。並沒有聽說使用筷子的日本人比使用刀叉的歐美人比較不容易變得痴呆。

吃飯要用手，繪畫也要用手，寫日記也要用手，但是這些情形完全不同。繪畫和寫日記都是用手來「創造」，所以是一邊創造一邊動手。

為了腦，這種「創造」是非常好的。

〈本章的重點〉

- 「說」、「寫」以消除精神壓力。
- 不要執著於過去。
- 為了心理健康，要充滿感謝心。
- 不要抱著太高的期望。
- 幸福的臉不是充滿勝利的臉，而是光輝的臉。
- 使用手不會變得痴呆，不過一邊創造一邊使用手較好。

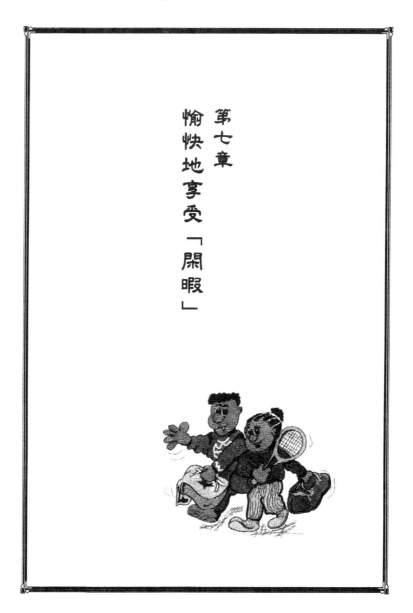

第七章
愉快地享受「閑暇」

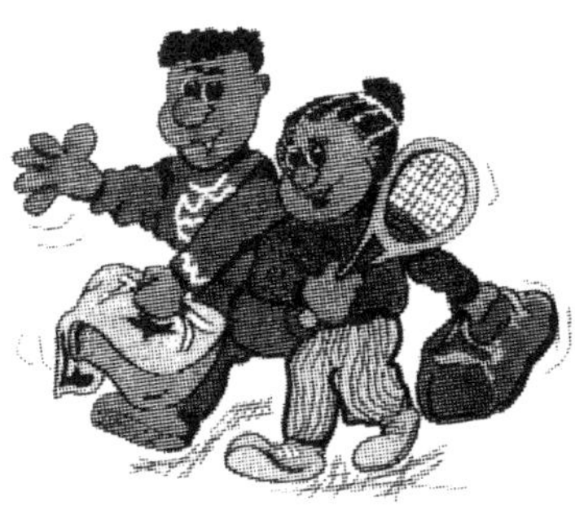

⊙健康被奴役度

有些人非常執著於健康法，爲了健康而死也在所不惜。我們經常會聽說爲了健康而跑，結果喪命的例子。

中高年齡的慢跑者幾乎少有愉快地慢跑的，其神情有如要會見殺父仇人一般。這種辛苦的事對身體並不好。

不瞭解「健康」的眞正意義，強迫性地從事運動，而放棄快樂的人出乎意料地多。

越是熱心於健康法的人，越是會喪失這種快樂。結果有很多人得了健康的精神衰弱，即「一億健康衰弱」。

日常的「被健康奴役度」如下，試確認。

①早上一定做體操。

②在超級市場或車站的階梯，盡可能步行。

③一定確實攝取三餐，而且早餐一定進食。

④吃飯只吃八分飽。

⑤不吃零食。

⑥一天喝酒不超過二杯，也不抽煙。

⑦睡七～八小時。

⑧不熬夜打麻將或看電視。

⑨閱讀健康法的書。

⑩每天量體重。

⊙以週來看

你是否符合以上十項呢？對高齡者和工作忙碌的人而言，似乎並不可能。平日的生活有時候可能會無法符合某些項目，不過只要不會造成「健康神經衰弱症」就好，否則會令人擔心。

如果要求工作繁忙的人每天過正常的生活，似乎不太可能。這時試以下列十項檢查在一週內，到底符合了幾項。各位不妨再檢查一下。

①一週以內，有幾個早上做體操。

②有機會的話，在超級市場和車站的階梯盡可能步行。

③飲食方面，一天盡可能吃三餐，不遺漏早餐。
④儘量吃八分飽。
⑤一週內儘可能都不吃零食。
⑥每天喝的酒大都不超過二杯，一週至少有一天爲休肝日，也不抽煙。
⑦一週有一半的日子睡七～八小時。
⑧每天都不熬夜打痲將，看電視。
⑨每週一次閱讀健康法書籍。
⑩每週量體重至少一次以上。

以一週爲單位的健康檢查，應該會比以日爲單位而符合的項目較多吧？

平常工作忙碌的人，不可能完全符合以日爲單位的完全性健康生活。在這時代要勉強地實行以日爲單位的健康生活，可能會導致其他的不平衡，所以會有「健康的精神衰弱」，受到健康的「奴役」。

對於忙碌的現代人而言，以週爲單位的確認方法是比較合理的作法。可利用上述二種方法來瞭解自己的健康情形。

一週一次不會很勉強，爲了盡早使自己脫離不養生的生活，所以必須要有恢復原來的健康律動的意識。如果沒有以一週確認一次的意識，健康生活就會亮起「黃燈」，需要留意。

使用「健康」，需要有一週一次健康律動的「意識」和「實踐」，這一點很重要。

⊙被健康奴役的人們

健康是爲了要擁有更美好人生的一種手段，大多數人把健康當成人生的目的或目標。其實只有健康而沒有目的和樂趣，就沒有任何意義。

某一個晴天，我在東京的郊外看到一位老年人倒退走。第一次見到他是晚秋時分，紅葉處處，令人覺得賞心悅目。第二次見到他時，已經是春天，到處開滿了櫻花。

那時候我想：「爲什麼他不好好地享受這美景呢？」我曾聽說倒退走會用到平常不會使用的肌肉，對身體很好。即使爲了健康，也不需要這麼勉強自己。像在如此美好氣氛的季節裏，不是應該好好地享受的季節嗎？這就是一個「受到健康所奴役」的滑稽例子。

「快樂」應該比「健康」優先，人生豈非應當如此？

有時候，儘情狂歡對於心理有益，也有其必要性。有值得高興的事時，喝酒稍微過量也沒關係。爲了看有趣的電視節目，而稍微睡眠不足，卻能夠帶來極大滿足，這也沒關係。

重要的是，不要一聽說「有益健康」，就不加思索地「被綑住」，不要「依賴」健康法。

對人生而言，健康法並不重要，所以最好有使用健康於使人生快樂的意識。有很多「受到健康奴役的人」可能不贊成這種說法。快樂的事情可以使精神得到滿足，帶來生存的意義，心理得到滿足，「結果」就得到健康。

不要只定情於健康。要擁有美好的人生，最重要的是要發掘人生的樂趣。

⊙使用「健康」

在這物資豐饒的時代中，我們周遭充斥了物質。以取得物質爲目的的時代中，眼光會不停地往外。以前得到了物質，在精神上就會感到滿足，現在得到了物質，也不見得能夠滿足精神。

結果剛開始時，有很多人的眼光朝外，最後會演變成往內的傾向。這種現象不就是最近的自我愛的健康信仰嗎？

拼命地實踐健康法的滿足，是一種錯覺。「健康」並非精神上滿足的目的，而是「使用」健康來達到滿足。

問題是「使用的東西」無法發掘，即精神上的滿足並無對象，所以就追求這莫名其妙的「健康」。

爲了避免落入這窠臼裏，要找出自己眞正想要的東西，做一些能使自己得到滿足感的事。即使是休閒或旅行也很好。這不在於物質，而在於無形的東西，只要能夠眞正得到精神上的滿足，也能夠當成對象。

今後的時代，精神上的滿足感會愈形重要。除了能夠和友人共樂以外，也能夠享受獨處的樂趣。爲了接受自己，請確認以下的事項：

①是否能接受他人的優點？

②不要把能量用在比他人優越上，而是用在自己的成長上。

③不要追求完美，只要盡自己的能力去做。

必須注意的是，「自己要放鬆心情」，以及「使用健康」上。

⊙解放的閒暇

到海外旅行的人已經超過一千萬人，然而一般人使用閒暇的方法並不高明，認爲到海外旅行最好，睡大頭覺最差。

花錢未必是很好的閒暇活動。舒適的生活，慾望無限地擴大，因此心理的滿足度也會有很大的個別差異。

如果很在意別人所做的事，就無法眞正地享受自己的閒暇。關於活用閒暇時間，可以試著考慮以下事項：

①放棄各種無法做的事，得到心靈的解放。

②不在意他人的事，而擁有「我就是我」的想法。

如果不這麼做，即使死了也會無法獲得滿足。最重要的是要放輕鬆。閒暇的最初步就是「解放」。從日常生活中解放的階段，自動實行的種類，即所謂的閒暇。

解放的閒暇是所謂初步的閒暇。不能夠過度，例如：可以改變心情的酒、電視，這是當成解放的閒暇代表。

日本厚生省的「保健福祉動向調查」顯示，壓力消除法方面，男性以三七．七％爲喝酒，家庭主婦有六一．六％是和別人談話。以男女整體而言，①四七．八％是和別人談話。②看電視、聽收音機爲三三．九％。③有閒暇時間爲二九．八％。

調查結果顯示，都是以初步的解放爲主要閒暇。像利用喝酒和電視來改變心情，這種方法很簡單，還算不錯。如果花費的時間太長，很可能會影響翌日的生活。考慮到生活的平衡，還可以採用其他的休閒方法。

閒暇的活用上，要熟練以下三種事項：一、使用上的熟練，要充分使用金錢、時間、情報等。二、交往的熟練，指和家人、朋友、地區、社會等。三、玩的熟練，要擁有能和別人一起玩和獨自進行的活動。

⊙創造

以上所說的都是初步的閒暇，本身與平日的工作分開，並不是非常有效，並非好的閒暇種類。一切都有其限度，如果超過，無法達到善用閒暇的眞正意義。

例如：經常宿醉或因爲看電視而睡眠不足，會影響日常的生活，所以把這種閒暇活動視爲閒暇的「一部分」來進行，才是明智之舉。

更進一步的是，要有創造性的閒暇活動。創造性即「再創造」或「再生產」的意思。以前這方面的閒暇活動以「歌」、「舞」、「遊戲」爲主流，現在有各式各樣的活動，更多樣化了。

創造性的活動最好是每天經常使用的一部分肌肉或頭腦來進行整體的使用。

在此以前未使用到的部分與經常使用的部分，會有很大的差異。抱怨疲倦的人幾乎並非全身疲倦，而只是一部分疲倦。工作或承受壓力的部分感到疲倦，可是未承受的部分卻一點事都沒有，也就是差距越大，疲勞感越高。

讓疲倦的部分休息，不疲倦的部分活動，能夠提高效果，創造能夠在這一方面發揮效用。

現在這種部分疲倦的情形較多，與其甚麼都不做，倒不如積極地活動身體，對於疲勞的恢復會有很好的效果。報告顯示，全身性的輕微運動對精神疲勞有很好的效果。

因此，最好有一種能夠活動全身，創造樂趣的閒暇活動，對身體有正面的效果。而且能夠消除局部性的疲勞，所以建議你一週享受一次運動的樂趣。

⊙花時間

二十餘年前，保齡球引起很大的轟動，不久以後降溫了。不只是保齡球，其他的遊戲也不能夠長久持續，不再流行。

這種會造成暫時性的轟動，馬上就不再流行遊戲等，有一共通點。即遊戲本身的構成很複雜，但是操作方面的技術卻非常簡單。保齡球雖然是很有趣的遊戲，可是有時候外行人也能夠發揮專業水準，所以會很快地不感興趣。

另一方面，遊戲本身的構成雖然很單純，可是進行遊戲的操作技術卻很複雜。這種遊戲又如何呢？

象棋、圍棋、撲克牌等，如果不花時間就無法充分體會其中的樂趣。日本人所喜愛的運動，高爾夫球和滑雪，其技術並不複雜，然而二者有一共通的特徵，即專業者和業餘者有很大的差異

二者的共通點是「非花時間不可」。任何事情都必須花時間，才能具備應有的素養。如果享樂是「必須花時間」的閒暇，這是很奢侈的閒暇。

例如：繪畫與作詩詞的樂趣就在於時間。這些興趣並不需要技術，如果無法在季節變化中享受樂趣，不能算是眞正閒暇。

享受時間的流逝，會是很美好的閒暇。

這些閒暇都不是金錢消費型的閒暇，時間消費型的閒暇將成爲主流。越花時間就越能享受其中的樂趣。這種閒暇是讓人長久享樂的。

有時候，必須要擁有這種閒暇。

閒暇的眞正意思是「花時間」。

⊙推薦蒙頭大睡

精神科醫師兼作家在一九九二年八月十七日的朝日新聞上，以「重新評估休假日的『蒙頭大睡』」爲題，發表了文章。

他提到「假日時，一些遊樂地區人山人海，但是在過完假日以後，垃圾卻堆積如山」、「日本人一離開家就似乎很會玩的樣子，但應該說是有一種強迫性的想法，也就是不玩不行。」

在這方面要有觀念上的改變，也就是「要重新評估休閒活動在能源的消耗方

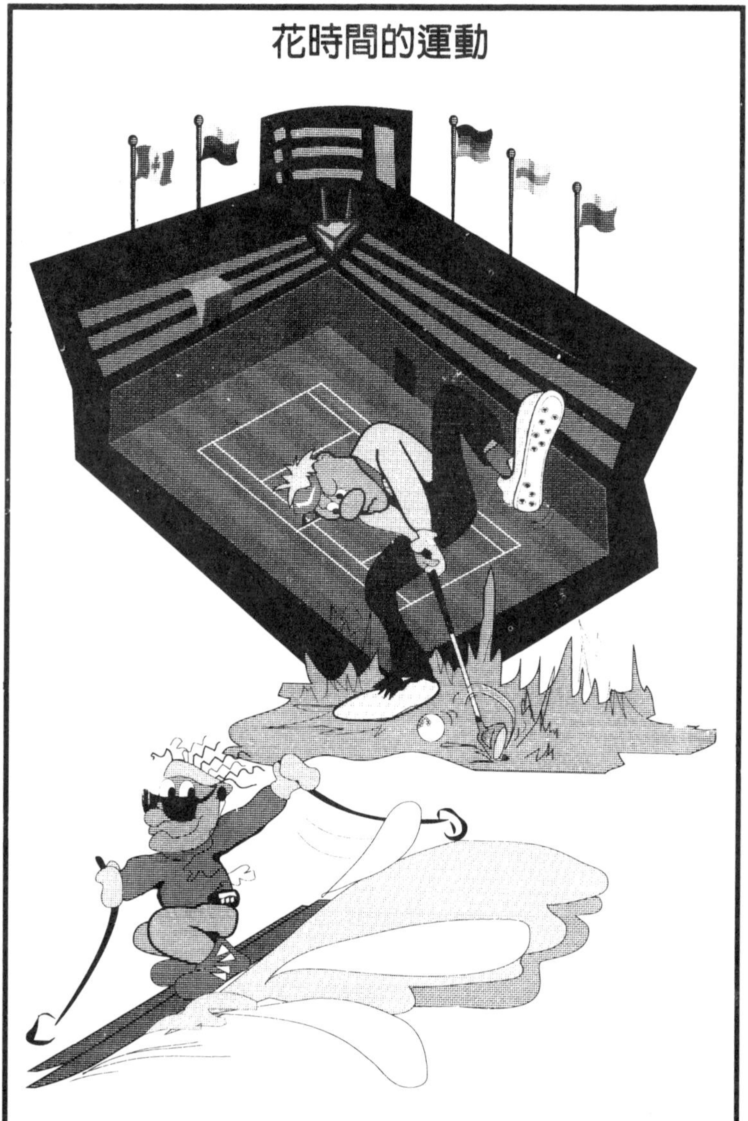
花時間的運動

面，最節省能源的作法是『睡大頭覺』，『睡大頭覺』不就是地球上最悠閒的休閒活動嗎？」強調睡大頭覺的好處。

這位作家說，睡大頭覺是節省能源的休閒活動，到附近的禪寺坐禪或觀想，也是方法之一。

大家都在做的事，自己是否也要參與其中，就有必要好好想一想了。如果只是因爲要和大家一起行動，最後剩下的就是疲勞而已，就不能算是眞正的休閒活動了。

要擁有自己能夠感到滿足的閒暇。如果睡大頭覺本人就能感到滿足，就不需要和別人一起行動了。

花了好多的時間搭車到遊樂區或游泳池去，結果人山人海，動彈不得。問卷調查顯示，國人的閒暇活動非常貧乏。

日本的生活意識調查結果都偏重於「物質」方面，而不是「心理」方面的。就節省能源和心理的滿足度而言，有必要重新評估「睡大頭覺」。

最重要的是，要擁有能夠滿足自己的閒暇。

⊙健康或閒暇都是為了自己

在此要敘述健康與閒暇的使用方法。健康和閒暇與「樂趣」有關，所以對於身心都會產生很大的影響。

要注意到不要過度意識到健康，而造成健康的損害。如果不能捨棄「每天不這麼做不行」的想法，就不能放鬆心情，會違反了健康法，帶來壓力。

對於忙碌的人而言，一週一次的律動能夠放鬆心情，達到健康法的眞正意義，成爲自己的健康法。

對於忙碌的人而言，一週一次的律動能放鬆心情，達到健康法的眞正意義，成爲自己的健康法。

此外，閒暇活動也不需要受到別人的左右。最重要的是好好地利用屬於自己的時間，充分享受樂趣。

健康和閒暇都是爲了自己。

〈本章的重點〉

・不是為了健康有益而動。
・使用健康來享樂。
・看電視、喝酒等初步的閒暇要適當。
・閒暇的終極意義是要花長時間。
・能夠改變心情的運動。
・睡大頭覺能節省能源。

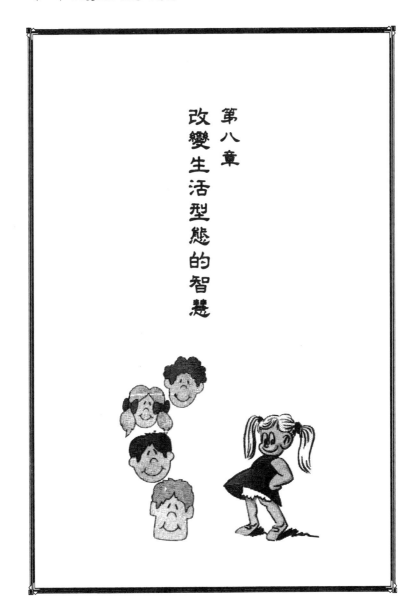

第八章
改變生活型態的智慧

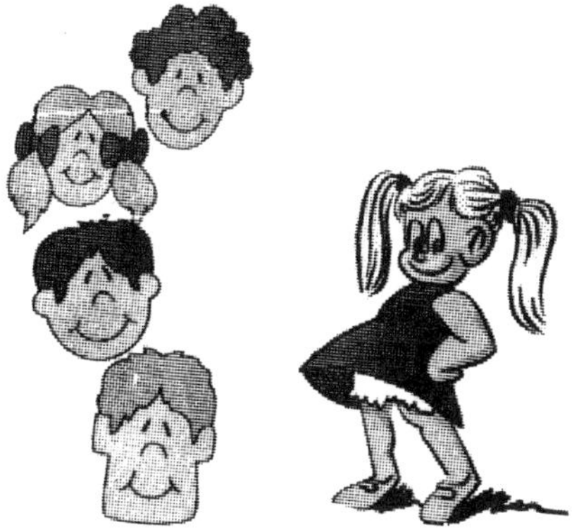

⊙都市人越長壽

一般人認爲住在空氣清新、有水和大自然環境中的人會比較長壽，但是事實並非如此。從市區村別的平均壽命來看，男女都集中於琉球。但是從日本的都道府縣別來看，會有點不同。

從一九六五年到一九八五年，通常佔最高位的都道府縣，男性爲東京都、神奈川縣、長野縣、岐阜縣、京都府，而女性爲神奈川縣、千葉縣、靜岡縣、鳥取縣、岡山縣。

從都道府縣別來看死亡的狀況，死亡率最低的是埼玉縣。一九九三的年死亡率人口一千人中，有五・三。其次是神奈川縣、千葉縣、琉球、愛知縣。

由「國民衛生動向」的資料顯示，關於都道府縣別的死亡狀況，「大都市周邊的死亡率大都是低率縣」。

都市人比較長壽的理由如下：

①醫療機構發達而完善。

②都市人經常走路（不坐車）。

③接觸新刺激的機會較多。

醫療設備完善對於日本人平均壽命的延長有很大的貢獻，不只是壽命延長，而且是健康地延長壽命。長命和長壽是不一樣的。長壽不是近乎纏綿病榻地活著，而是很有元氣，健康地活得長長久久。

我們要選擇健康有活力的長生之道。如果都市人要有比較好的長生之道，重點有以下三項：

①有家庭醫師。

②常走路。

③要有好奇心與生存的意義。

關於家庭醫師這一點，在與醫師的溝通方面，附近的個人醫院會比大學醫院來得好。

經常走路是沒有危險性，安全的全身運動。高齡而健康的人常走路，腳和腰部大都比別人健康。

好奇心和生存的意義可以防止頭腦生銹。

爲了充滿元氣而長生地活著，要知道「自我」的要因會比自然或環境的要因來得重要，可以說這是一個著重自我控制的時代。

⊙突然改變不好

一九九二年十月八日的朝日新聞，由東京慈惠醫大客座教授小野三嗣先生寫下了以「戒酒戒煙減量要漸進」爲題的文章。

其內容提及「有位七十歲的某家大醫院的院長因爲心臟機能不全而逝世。這位院長在年輕時是個飲酒家，每天要抽三十根煙。晚婚得子，希望這個兒子也成爲醫生，他說：『我必須要長生，才可以看到有一天兒子獨立。』因此，他斷然地戒去對身體有害的煙和酒，不過卻不滿一個月就逝世了。」

雖然無從證明這是他的直接死因，不過「原則上，喝太多酒和抽太多煙，對身體不好。長期以來，身體爲了對抗這些有害的物質，所有的臟器、組織都總動員。持續數十年來的對抗，一旦敵人突然從眼前消失，會變成甚麼樣的情形呢？原本只要跺一跺腳即可，卻因爲自己的敵人突然消失，自己的勢力太強而飛出摔角場外。」由於不熟悉和以前不一樣的情勢，這種突然改變並不好。

這是這位教授所強調的。

小野教授還說：「改變越激烈，反應越大。如果慢慢地減少酒量或在適當的間隔一根一根地減煙，就不會產生問題。如果突然戒掉，其危險性會因持續的年數而增加。最重要的是要花時間慢慢地改變。」提出這樣的警告。

在生活中不要有突然的改變，不論是好的或不好的，慢慢地改變是最重要的。重新評估了生活以後，也不能夠做突然的改變。一週一次的習慣漸進地形成會較適當。

⊙要如何改變生活呢？

H先生從在都市中心的本社調到郊外的營業所去上班。從自宅到本社大約坐一個小時的電車上班，到郊外的營業所就需要自己開車去上班。

異動後經過了二年，體重增加了五公斤。自己開車上班很方便，但是也減少了走路的機會，在不知不覺中，就產生運動不足的情形。

自己開車的缺點不只是體重增加，腳和腰部的力量也逐漸變弱。乘坐電車上班，不管是到車站或上下樓梯，都有機會走路，因此也鍛鍊了足腰。

上班通車是日常的生活，所以沒有注意到「會成爲一種運動」。長期以來，通車上班本身已經成爲生活的一部分。

令人頭痛的是沒有使用足腰的生活，因爲不會突然變弱，所以不會察覺。漸漸地足腰變弱了，也無從得知。經過長期日常習慣中所形成的肌力，如果不加以使用，某一天可能會在偶然的機會中，察覺到這種衰弱。

昨天只是稍微走一下，可是就覺得腳的肌肉很痛或腳的關節很痛等等。關節是最弱的部位，很容易受損。腳趾頭的關節疼痛，無法確認是因爲足腰的衰弱時，可能要考慮這是痛風。

出現這種例子時，要考慮日常生活中有何欠缺。在長久的生活中有何變化，都必須要想一想。

除了通車的手段以外，飲食等也會造成體質的改變，必須知道在生活中這也是非常重要的要素。一週一次的律動中，必須要確認日常的運動和飲食。

⊙七項健康習慣

以美國加州某一地區的居民爲對象，十年來進行七項健康習慣的實施比較，作追蹤調查。調查中所使用的七項健康習慣，內容如下：

①戒煙。

②規律地進行適當的運動。

③節酒、禁酒。

④有規律地睡七～八小時。

⑤保持適當的體重。

⑥吃早餐。

⑦不吃零食。

如果能遵守其中的一項就得一分，以此類推。能夠遵守七項則得七分，加以比較。結果發現點數多的人，在癌症、心臟病等成人病的死亡率方面，比點數少的人而言，男性低二八％，女性低四三％。

值得注意的是，在一開始時，這七項健康習慣很確實做到，點數很好的人，十年後依然很好。

自己有意識地守護健康的人，一定能夠確保正確的生活習慣，所以才會有這麼大的差距。總之，能夠確實地控制自己的生活。

以上這七項健康習慣也可以預防癌症，我們本身的努力也可以成爲預約成人病的項目。生活的控制重點就在我們本身，「行動的意識」重於「知識」。

這七項健康習慣看起來很簡單，但是實際進行時並不容易，要很努力。

你可以得到幾分呢？

⊙五個S

爲了健康，不可以「過度，攝取過多」，以下有五個S。

①Sugar（砂糖）
②Salt（鹽）
③Smoking（香煙）
④Snack（零食）
⑤Sitting（坐）

攝取過多的砂糖和鹽分會引發成人病，所以要重新評估日常的飲食習慣。果汁、碳酸飲料等的糖分很高，所以要注意不可攝取過量。

再來就是抽煙。大家都知道，抽煙對於人體有害。不只是抽煙的人，對於其周邊的人也會有不良的影響。吸二手煙而得肺癌的病例增加了。香煙會引發動脈硬化和癌症，具有很高的致癌性。

接著就是零食。零食是高卡路里的食物，很容易引起肥胖症。如果隨意攝取高熱量的零食，大都無法正常地攝取三餐，必須要留意可能會導致營養的偏頗。即使有充分的卡路里，也會產生營養的缺乏。

最後是坐，指身體不動。換言之，運動不足對身體不好，不要一直坐著，最好要走路。

前文所述的「七項健康習慣」中，也包含了香煙、零食、坐，戒煙、戒零食然後運動，這是非常重要的要素。

這五個S也是健康習慣的一部分，在本身的生活中要確認。

⊙八項健康習慣

日本依照現代人的生活型態進行健康狀態的調查結果，由大阪大學醫學部的森本教授所提出的「八項健康習慣」，刊載於一九九五年十月二十二日的朝日新聞上。

這八項健康習慣如下：

①每天要吃早餐。

②要有七、八個小時的睡眠。

③要有均衡的飲食。

④不抽煙。

⑤定期運動。

⑥不要飲酒過量（日本酒二杯，啤酒二大瓶以下）。

⑦工作九個小時以內。

⑧沒有自覺性的精神壓力。

這八項健康習慣的答案是「是」則得一分，共計八分。接近滿分的表示健康狀態良好。

此外，發現淋巴球的一種，也就是「**NK**(Natural killre)細胞」的活性度，得分高的人比低的人多出二倍。

NK細胞能攻擊癌細胞，細胞開始癌化的時候，會讓癌細胞無法形成，大都就此消滅癌細胞。如果生活混亂，**NK**細胞的活性會降低，對抗癌的抵抗力也會減弱，而造成罹患癌的危險性。

不只是癌，飲食生活不均衡、抽煙、精神壓力等，也是造成各種疾病的原因。混亂的生活型態實在很可怕，因此必須要有意識地有一週一次的律動，創造良好的生活型態。

⊙疲倦就很糟糕

一般覺得「疲倦」似乎不太好，可是也並非完全不好。

古希臘時代，希臘軍隊和波斯軍隊在馬拉頓戰爭，非常著名的是爲了通報在雅典的元首有關戰勝的消息。傳達者跑了四十餘公里。聽說這跑者最後死了，這也是馬拉松競技的開始。

這跑者的死可以推知是急性疲勞、急性心臟病而死，是極端疲勞的結果。

如果我們無法感到疲勞，就很麻煩了。如果無法感覺到疲勞，外表看起很好，就無法注意到「需要休息了」的警戒信號，而有危險。

賽馬或賽狗因爲不瞭解自己體力的界限，出賽後會因爲跑得過度而死亡。

有些中老年人嘴裏嚷著：「好累！好累！」可是卻一幅精力充沛的樣子在活

動。這些人看起來非常結實，其實體調卻呈現不良狀態，所以其體調比平日更不好的時候，「疲勞感」早己痲痺了，大都不再感覺到。

當不會感到疲勞時，根本不知道體力的界限，這樣眞是很危險。

如果是健康的年輕人，體調都是呈現良好狀態。一旦體調不佳時，會馬上知道。總之會感覺到落差。

如果我們有健康的感覺，會因爲感到「疲勞」而本能地迴避危險，避免步入生命的極界。

因此當應該要感到疲勞而沒有感覺到時，就要特別留意了。

⊙現在的健康是來自於十年前

S先生說：「我現在喝酒、抽煙樣樣來，不過依然很健康，也沒有覺得有任何地方不舒服。希望能夠像這樣生活就好了。」S先生約三十五歲以上，臉色富有光澤，充滿活力，看來非常健康。

不過，關於S先生「現在健康的原因」，我這麼告訴他：「你現在非常健康，這是因爲十年前如何的生活，在今天表現出來了。那時候，你比較年輕，現在的健康基礎確實在那時候奠定下來的。你過去的生活帶來現在的幸福。」

我給他的忠告是：「如果你覺得現在很健康，就感到安心而不養生的話，就會影響到你十年後的生活。」

在我們周圍不是也有很多人像S先生一樣嗎？有一位四十歲的J先生，經常聽到別人談論他的事：「他經常喝酒，又應酬得那麼晚，而身體都沒有問題，實在是很了不起。」

他本身也認爲自己的身體很堅實。但是最近發現健康檢查出現各種異常，本來感到自滿的健康，開始出現毛病了。

三十歲的體力和年輕，因爲不養生，最後影響了在四十歲時的健康。

現在的健康和養生會影響十年後的生活。尤其是三十歲時，要想到這會影響「以後十年」的生活，不妨想像一下四十歲時的體力會如何？

例如：現在你四十歲，那麼爲了你五十歲時的生活，現在合理的生活會非常重要。

不要過於相信自己的體力，要知道負面影響的要因。如果不知道而持續過這樣的生活，會有很可怕的影響。要記得你現在的生活，決定了十年後自己的樣子。

要瞭解到，一週必須有一次把不養生彌補過來。

⊙生病以前

生病時，要安靜靜養、吃藥、遵照醫生的囑咐行事。這些都是所謂的對症療法，並不消除疾病的根本策略。

必須要想一想，生病以前的「過程」如何，不要再重蹈覆轍。治療疾病的過程是非常重要的，必須要瞭解這一點，和受傷作一對比，應該就能充分瞭解。

在公司上班不小心跌倒而骨折的人，骨折和生病一樣，都要接受醫生的治療。不論是病或受傷，都要「治療」。

「到受傷」、「到生病」爲止，都有其過程。

通常，受傷是因爲「太急」而引起的，其理由不外是工作場所的「地上到處散亂著工具」、「根本沒有可以踏腳的地方」、「天花板太低，必須要彎下身來走」。

骨折必須要接受醫生的治療。如果不改善這種工作環境，可能還會有人受傷，所以預防受傷的根本對策不只是「治療」，而是改善容易讓人受傷的環境。

另一方面，關於生病也是相同的情形。從健康到生病爲止的這段期間，有甚麼樣的「環境變化」是必須要考慮的。

例如：因爲孩子結婚離開家，而在飲食方面有所改變；或是因爲搬得太遠，以致睡眠時間減少，是不是日常的生活習慣有所改變呢？不妨找出環境的改變。直到生病爲止的過程，有飲酒過量或吃太多零食的某些原因。

消除疾病的根本策略是「改善環境」，這對於預防疾病和創造健康有很大貢獻。

⊙確認變化

一些接受定期健康檢查的人反應如下：「每年都做相同的健康檢查，可是並沒有任何變化。」

「像這樣的檢查內容根本沒有任何意義，根本不需要建議人家做。」

有的人還認爲；「檢查還可以，可是並沒有別的醫生來問診，而且又沒有自覺症狀，希望問診可以省略掉。」

健康檢查是爲了發現疾病，所有的公司都是爲了受診者的立場而提供的，健康檢查並非那麼消極。

持續數年定期地做個人的健康檢查狀態，可以確認個人的正常值，看看檢查數值是否產生個人的變化。和以前的數值不太一樣時，就可以知道這期間的生活習慣有變化，這務必要確認一下。

生活型態不合理時，大都會反映在檢查數值上。

如果身體有不至於造成疾病的小變化或異常，可以因爲定期的觀察而得知。

現在的疾病大都是以成人病爲主的「習慣病」，利用藥劑等的對症療法，根本不是解決之道。要從飲食、運動、休養、精神壓力管理等作一反省，這才是積極的健康重要支柱。

爲了提高健康水準，必須確立更好的生活習慣，因此要確認營養、運動、休養、煙、酒、壓力等自己的生活型態，會更適當。

要把健康診斷視爲己事，確立自己的生活型態並加以活用。

⊙增加生活樂趣

說到生活型態，也許你會認爲是「比日常生活更好的生活」，可是合理的生活中，除了不可或缺的「食、衣、住」和「運動、營養、休養」以外，還有另一要素，就是生活的「樂趣」。

在這物質豐饒的時代中，爲了健康而有諸多禁忌，會讓人忍不住想人生的意義何在。即使長壽也算不上是充實的人生。

要有好的生活型態，最終的目的就是要健康，快樂地度日。爲了擁有快樂的人生，要能夠遵守的最低基準。

就如前文所述，生活型態的各種要素、合理的生活和「心靈的充實」可以帶來豐富的生活。忙碌的現代人最需要的是「休養」。

爲了維持健康，覺得身體有不適時，就去看醫生拿藥。除此之外，也要反省自己的生活型態。

與其看醫生、拿藥，倒不如多仰賴自己的飲食、睡眠，以及「休養」的作用。治療以前多反省自己的生活習慣，也就是生活型態。

我們可以藉著「休養」爲生活型態增添許多的「樂趣」，因此一週一次假日等的活用是非常重要的。

⊙活用一週一次的律動作適度的起伏

為了防止成人病，必須反省自己的生活型態。平常是否充分活動身體，取得充分的休養和睡眠呢？還有飲食生活的攝取是否平衡呢？

此外，是否蓄積了壓力呢？而壓力的消除法及煙和酒又如何呢？

每個人都有自己的生活型式，不過在基本的日常生活方面，要過著健康的生活，並使其充滿合理性，所以要努力地慢慢改善。不可以「太急」，要「慢慢地」進行。這時良好的生活型態是非常重要的。

突然改變生活型態會很勉強，甚至會造成痛苦，所以要把眼光放遠。覺得目前的生活形式不佳，可以漸進地改變，因此在不勉強的情況下，比較容易習慣化。

確立良好的生活型態，可以預防成人病。不過為了過著健康的生活，而把日常生活侷限在某一框框裏，會讓人產生窒息感。在生活中必須要有適度的起伏。

休養以後仍感不足時，這部分可以留待以後再做。有意識地補充不足的部分，這應該不成問題。要有意識地執行一週一次的健康律動。

三餐保持平衡是最理想的作法，但是實際上大都無法做到。三餐中，如果能夠有意識地攝取二餐，這是最重要的，即馬上「補充回來」的心理體制。

與其一成不變地生活，倒不如有一些變化，這時於心和腦也會有所刺激，所以要有某程度的壓力，這是必要的。自己的生活型態中，必須「有意識」是關鍵。

行動的選擇範圍很大的人，在其精神衛生上有非常好的作用。反之，太極端的人只有一種選擇，這種人會很容易產生依賴性。

⊙生活型態的確認

如前文所述，要有良好的生活型態，必須「積極地活用健康檢查」、「再加休養和樂趣」、「意識到生活的起伏」。

在日常具體活動中，確認自己的行動：

①在車站等地方，儘可能利用樓梯而不乘坐升降機。

②走路只需十五分鐘時，絕不利用交通工具。

③一週至少運動或散步一次，使身體有機會活動。

④一定吃早餐。
⑤不要只注重晚餐的營養，不要有極端的偏差。
⑥要考慮營養的平衡，不要偏食。
⑦確保一天睡七小時。
⑧一週至少有一次以上的休假日，非常用心休養。
⑨一天的疲勞一天清除，不要蓄積至翌日。
⑩要擁有自己喜歡，甚至不爲人所知的興趣和運動。
⑪要有能夠談心的朋友。
⑫要有可以放鬆身心的時間和空間。

上述的十二項，你符合了幾項呢？最初的三項是「運動」，其次的三項是「營養」，接下的三項是「休養」，最後的三項是「精神壓力管理」。

一週一次的律動在各自的生活型態中，要符合自己而絲毫不勉強。由於有個人差異與不同的生活型態，想要每天都符合以上的項目是不可能的，所以最好是有「意識」地在一週以內確立良好的生活型態。這是很重要的。

這種意識會建立健康的生活。

〈本章的重點〉

- 都市人比較常走路，所以會比較健康。
- 急遽的生活變化並不好。
- 良好的健康習慣能夠預防癌症。
- 疲勞是一種警戒訊號。
- 現在的健康來自十年前，現在的生活會影響十年後。
- 一週一次的假日是為了休養和樂趣。

【結 語】

有一次在研究會中，有人問道：「現在有各種各樣的健康法，如印度的健康法、中國健康法等，到底哪一種方法比較好？」

有人說：「印度的癌症比較少。」結果有日本的專家組成調查隊，到印度去調查。可是印度和日本的生活環境有很大的不同，有些人可能因爲對於健康法有很大期待，而得了意外的結論。

「印度的平均壽命很短，大都在癌症年齡以前，就因爲別的要因而死去。」

日本現在的死因，第一位是癌症。和印度比起來，日本是個長壽國。印度人有印度方式健康法，他們是否都很長壽而又健康呢？其實並非如此。只是中國有漢方和東洋醫學所以也成爲長壽國。

日本人是世界上知名的長壽國民，爲甚麼卻採用別個國家的健康法呢？也許是對於自己健康的不安吧！老化是無可避免的，但是卻能夠在有生之年過得健康，所以要確認自己的生活，爲了確立合理的生活型態而進行控制。

進行控制的主角就在於自己，正是所謂的「意志重於醫生」。

有意識地一週有一次的個人時間，也勤於進行運動等的健康管理，從工作中解放出來作頭腦的變換，使生活富於變化。行動有規律，對於心理會有很好的影響。行動的選擇多一些，對於心理健康有很大的助益。

「一週一次的確認」習慣能守護你的健康，也可以維持體力與氣力，經常能夠嘗試新的挑戰。

若狹 眞

若狹 真

一九四八年出生於北海道。

一九七〇年，自順天堂大學體育學部畢業以後，進入朝日新聞東京本社，成爲專任的衛生管理者，致力於公司職員的健康管理、維持、增進，是腰痛治療復健教練與頸背體操教練。

一九八八年，在朝日文化中心負責健康與運動事項，曾任朝日新聞健康管理部診療所事務長，現在是朝日新聞名古屋體育中心所長。

著作有『針對身體不自由者的元氣術』（明日香出版社）等。

大展出版社有限公司	圖書目錄
地址：台北市北投區（石牌） 致遠一路二段 12 巷 1 號 郵撥：0166955～1	電話：(02)28236031 28236033 傳真：(02)28272069

・法律專欄連載・電腦編號 58

台大法學院　法律學系／策劃
法律服務社／編著

1. 別讓您的權利睡著了 1　200 元
2. 別讓您的權利睡著了 2　200 元

・秘傳占卜系列・電腦編號 14

1. 手相術	淺野八郎著	150 元
2. 人相術	淺野八郎著	150 元
3. 西洋占星術	淺野八郎著	150 元
4. 中國神奇占卜	淺野八郎著	150 元
5. 夢判斷	淺野八郎著	150 元
6. 前世、來世占卜	淺野八郎著	150 元
7. 法國式血型學	淺野八郎著	150 元
8. 靈感、符咒學	淺野八郎著	150 元
9. 紙牌占卜學	淺野八郎著	150 元
10. ESP 超能力占卜	淺野八郎著	150 元
11. 猶太數的秘術	淺野八郎著	150 元
12. 新心理測驗	淺野八郎著	160 元
13. 塔羅牌預言秘法	淺野八郎著	200 元

・趣味心理講座・電腦編號 15

1. 性格測驗① 探索男與女	淺野八郎著	140 元
2. 性格測驗② 透視人心奧秘	淺野八郎著	140 元
3. 性格測驗③ 發現陌生的自己	淺野八郎著	140 元
4. 性格測驗④ 發現你的真面目	淺野八郎著	140 元
5. 性格測驗⑤ 讓你們吃驚	淺野八郎著	140 元
6. 性格測驗⑥ 洞穿心理盲點	淺野八郎著	140 元
7. 性格測驗⑦ 探索對方心理	淺野八郎著	140 元
8. 性格測驗⑧ 由吃認識自己	淺野八郎著	160 元
9. 性格測驗⑨ 戀愛知多少	淺野八郎著	160 元
10. 性格測驗⑩ 由裝扮瞭解人心	淺野八郎著	160 元

11.	性格測驗⑪ 敲開內心玄機	淺野八郎著	140 元
12.	性格測驗⑫ 透視你的未來	淺野八郎著	160 元
13.	血型與你的一生	淺野八郎著	160 元
14.	趣味推理遊戲	淺野八郎著	160 元
15.	行為語言解析	淺野八郎著	160 元

・婦 幼 天 地・電腦編號 16

1.	八萬人減肥成果	黃靜香譯	180 元
2.	三分鐘減肥體操	楊鴻儒譯	150 元
3.	窈窕淑女美髮秘訣	柯素娥譯	130 元
4.	使妳更迷人	成　玉譯	130 元
5.	女性的更年期	官舒妍編譯	160 元
6.	胎內育兒法	李玉瓊編譯	150 元
7.	早產兒袋鼠式護理	唐岱蘭譯	200 元
8.	初次懷孕與生產	婦幼天地編譯組	180 元
9.	初次育兒 12 個月	婦幼天地編譯組	180 元
10.	斷乳食與幼兒食	婦幼天地編譯組	180 元
11.	培養幼兒能力與性向	婦幼天地編譯組	180 元
12.	培養幼兒創造力的玩具與遊戲	婦幼天地編譯組	180 元
13.	幼兒的症狀與疾病	婦幼天地編譯組	180 元
14.	腿部苗條健美法	婦幼天地編譯組	180 元
15.	女性腰痛別忽視	婦幼天地編譯組	150 元
16.	舒展身心體操術	李玉瓊編譯	130 元
17.	三分鐘臉部體操	趙薇妮著	160 元
18.	生動的笑容表情術	趙薇妮著	160 元
19.	心曠神怡減肥法	川津祐介著	130 元
20.	內衣使妳更美麗	陳玄茹譯	130 元
21.	瑜伽美姿美容	黃靜香編著	180 元
22.	高雅女性裝扮學	陳珮玲譯	180 元
23.	蠶糞肌膚美顏法	坂梨秀子著	160 元
24.	認識妳的身體	李玉瓊譯	160 元
25.	產後恢復苗條體態	居理安・芙萊喬著	200 元
26.	正確護髮美容法	山崎伊久江著	180 元
27.	安琪拉美姿養生學	安琪拉蘭斯博瑞著	180 元
28.	女體性醫學剖析	增田豐著	220 元
29.	懷孕與生產剖析	岡部綾子著	180 元
30.	斷奶後的健康育兒	東城百合子著	220 元
31.	引出孩子幹勁的責罵藝術	多湖輝著	170 元
32.	培養孩子獨立的藝術	多湖輝著	170 元
33.	子宮肌瘤與卵巢囊腫	陳秀琳編著	180 元
34.	下半身減肥法	納他夏・史達賓著	180 元
35.	女性自然美容法	吳雅菁編著	180 元
36.	再也不發胖	池園悅太郎著	170 元

37. 生男生女控制術	中垣勝裕著	220元
38. 使妳的肌膚更亮麗	楊　皓編著	170元
39. 臉部輪廓變美	芝崎義夫著	180元
40. 斑點、皺紋自己治療	高須克彌著	180元
41. 面皰自己治療	伊藤雄康著	180元
42. 隨心所欲瘦身冥想法	原久子著	180元
43. 胎兒革命	鈴木丈織著	180元
44. NS磁氣平衡法塑造窈窕奇蹟	古屋和江著	180元
45. 享瘦從腳開始	山田陽子著	180元
46. 小改變瘦4公斤	宮本裕子著	180元
47. 軟管減肥瘦身	高橋輝男著	180元
48. 海藻精神秘美容法	劉名揚編著	180元
49. 肌膚保養與脫毛	鈴木真理著	180元
50. 10天減肥3公斤	彤雲編輯組	180元

・青春天地・電腦編號 17

1. A血型與星座	柯素娥編譯	160元
2. B血型與星座	柯素娥編譯	160元
3. O血型與星座	柯素娥編譯	160元
4. AB血型與星座	柯素娥編譯	120元
5. 青春期性教室	呂貴嵐編譯	130元
6. 事半功倍讀書法	王毅希編譯	150元
7. 難解數學破題	宋釗宜編譯	130元
8. 速算解題技巧	宋釗宜編譯	130元
9. 小論文寫作秘訣	林顯茂編譯	120元
11. 中學生野外遊戲	熊谷康編著	120元
12. 恐怖極短篇	柯素娥編譯	130元
13. 恐怖夜話	小毛驢編譯	130元
14. 恐怖幽默短篇	小毛驢編譯	120元
15. 黑色幽默短篇	小毛驢編譯	120元
16. 靈異怪談	小毛驢編譯	130元
17. 錯覺遊戲	小毛驢編著	130元
18. 整人遊戲	小毛驢編著	150元
19. 有趣的超常識	柯素娥編譯	130元
20. 哦！原來如此	林慶旺編譯	130元
21. 趣味競賽100種	劉名揚編譯	120元
22. 數學謎題入門	宋釗宜編譯	150元
23. 數學謎題解析	宋釗宜編譯	150元
24. 透視男女心理	林慶旺編譯	120元
25. 少女情懷的自白	李桂蘭編譯	120元
26. 由兄弟姊妹看命運	李玉瓊編譯	130元
27. 趣味的科學魔術	林慶旺編譯	150元

28. 趣味的心理實驗室	李燕玲編譯	150元
29. 愛與性心理測驗	小毛驢編譯	130元
30. 刑案推理解謎	小毛驢編譯	130元
31. 偵探常識推理	小毛驢編譯	130元
32. 偵探常識解謎	小毛驢編譯	130元
33. 偵探推理遊戲	小毛驢編譯	130元
34. 趣味的超魔術	廖玉山編著	150元
35. 趣味的珍奇發明	柯素娥編著	150元
36. 登山用具與技巧	陳瑞菊編著	150元

・健 康 天 地・電腦編號 18

1. 壓力的預防與治療	柯素娥編譯	130元
2. 超科學氣的魔力	柯素娥編譯	130元
3. 尿療法治病的神奇	中尾良一著	130元
4. 鐵證如山的尿療法奇蹟	廖玉山譯	120元
5. 一日斷食健康法	葉慈容編譯	150元
6. 胃部強健法	陳炳崑譯	120元
7. 癌症早期檢查法	廖松濤譯	160元
8. 老人痴呆症防止法	柯素娥編譯	130元
9. 松葉汁健康飲料	陳麗芬編譯	130元
10. 揉肚臍健康法	永井秋夫著	150元
11. 過勞死、猝死的預防	卓秀貞編譯	130元
12. 高血壓治療與飲食	藤山順豐著	150元
13. 老人看護指南	柯素娥編譯	150元
14. 美容外科淺談	楊啟宏著	150元
15. 美容外科新境界	楊啟宏著	150元
16. 鹽是天然的醫生	西英司郎著	140元
17. 年輕十歲不是夢	梁瑞麟譯	200元
18. 茶料理治百病	桑野和民著	180元
19. 綠茶治病寶典	桑野和民著	150元
20. 杜仲茶養顏減肥法	西田博著	150元
21. 蜂膠驚人療效	瀨長良三郎著	180元
22. 蜂膠治百病	瀨長良三郎著	180元
23. 醫藥與生活(一)	鄭炳全著	180元
24. 鈣長生寶典	落合敏著	180元
25. 大蒜長生寶典	木下繁太郎著	160元
26. 居家自我健康檢查	石川恭三著	160元
27. 永恆的健康人生	李秀鈴譯	200元
28. 大豆卵磷脂長生寶典	劉雪卿譯	150元
29. 芳香療法	梁艾琳譯	160元
30. 醋長生寶典	柯素娥譯	180元
31. 從星座透視健康	席拉・吉蒂斯著	180元
32. 愉悅自在保健學	野本二士夫著	160元

33. 裸睡健康法	丸山淳士等著	160 元
34. 糖尿病預防與治療	藤田順豐著	180 元
35. 維他命長生寶典	菅原明子著	180 元
36. 維他命 C 新效果	鐘文訓編	150 元
37. 手、腳病理按摩	堤芳朗著	160 元
38. AIDS 瞭解與預防	彼得塔歇爾著	180 元
39. 甲殼質殼聚糖健康法	沈永嘉譯	160 元
40. 神經痛預防與治療	木下真男著	160 元
41. 室內身體鍛鍊法	陳炳崑編著	160 元
42. 吃出健康藥膳	劉大器編著	180 元
43. 自我指壓術	蘇燕謀編著	160 元
44. 紅蘿蔔汁斷食療法	李玉瓊編著	150 元
45. 洗心術健康秘法	竺翠萍編譯	170 元
46. 枇杷葉健康療法	柯素娥編譯	180 元
47. 抗衰血癒	楊啟宏著	180 元
48. 與癌搏鬥記	逸見政孝著	180 元
49. 冬蟲夏草長生寶典	高橋義博著	170 元
50. 痔瘡・大腸疾病先端療法	宮島伸宜著	180 元
51. 膠布治癒頑固慢性病	加瀨建造著	180 元
52. 芝麻神奇健康法	小林貞作著	170 元
53. 香煙能防止癡呆？	高田明和著	180 元
54. 穀菜食治癌療法	佐藤成志著	180 元
55. 貼藥健康法	松原英多著	180 元
56. 克服癌症調和道呼吸法	帶津良一著	180 元
57. B 型肝炎預防與治療	野村喜重郎著	180 元
58. 青春永駐養生導引術	早島正雄著	180 元
59. 改變呼吸法創造健康	原久子著	180 元
60. 荷爾蒙平衡養生秘訣	出村博著	180 元
61. 水美肌健康法	井戶勝富著	170 元
62. 認識食物掌握健康	廖梅珠編著	170 元
63. 痛風劇痛消除法	鈴木吉彥著	180 元
64. 酸莖菌驚人療效	上田明彥著	180 元
65. 大豆卵磷脂治現代病	神津健一著	200 元
66. 時辰療法—危險時刻凌晨 4 時	呂建強等著	180 元
67. 自然治癒力提升法	帶津良一著	180 元
68. 巧妙的氣保健法	藤平墨子著	180 元
69. 治癒 C 型肝炎	熊田博光著	180 元
70. 肝臟病預防與治療	劉名揚編著	180 元
71. 腰痛平衡療法	荒井政信著	180 元
72. 根治多汗症、狐臭	稻葉益巳著	220 元
73. 40 歲以後的骨質疏鬆症	沈永嘉譯	180 元
74. 認識中藥	松下一成著	180 元
75. 認識氣的科學	佐佐木茂美著	180 元
76. 我戰勝了癌症	安田伸著	180 元

77. 斑點是身心的危險信號	中野進著	180 元
78. 艾波拉病毒大震撼	玉川重德著	180 元
79. 重新還我黑髮	桑名隆一郎著	180 元
80. 身體節律與健康	林博史著	180 元
81. 生薑治萬病	石原結實著	180 元
82. 靈芝治百病	陳瑞東著	180 元
83. 木炭驚人的威力	大槻彰著	200 元
84. 認識活性氧	井土貴司著	180 元
85. 深海鮫治百病	廖玉山編著	180 元
86. 神奇的蜂王乳	井上丹治著	180 元
87. 卡拉 OK 健腦法	東潔著	180 元
88. 卡拉 OK 健康法	福田伴男著	180 元
89. 醫藥與生活(二)	鄭炳全著	200 元
90. 洋蔥治百病	宮尾興平著	180 元

・實用女性學講座・電腦編號 19

1. 解讀女性內心世界	島田一男著	150 元
2. 塑造成熟的女性	島田一男著	150 元
3. 女性整體裝扮學	黃靜香編著	180 元
4. 女性應對禮儀	黃靜香編著	180 元
5. 女性婚前必修	小野十傳著	200 元
6. 徹底瞭解女人	田口二州著	180 元
7. 拆穿女性謊言 88 招	島田一男著	200 元
8. 解讀女人心	島田一男著	200 元
9. 俘獲女性絕招	志賀貢著	200 元
10. 愛情的壓力解套	中村理英子著	200 元

・校園系列・電腦編號 20

1. 讀書集中術	多湖輝著	150 元
2. 應考的訣竅	多湖輝著	150 元
3. 輕鬆讀書贏得聯考	多湖輝著	150 元
4. 讀書記憶秘訣	多湖輝著	150 元
5. 視力恢復！超速讀術	江錦雲譯	180 元
6. 讀書 36 計	黃柏松編著	180 元
7. 驚人的速讀術	鐘文訓編著	170 元
8. 學生課業輔導良方	多湖輝著	180 元
9. 超速讀超記憶法	廖松濤編著	180 元
10. 速算解題技巧	宋釗宜編著	200 元
11. 看圖學英文	陳炳崑編著	200 元
12. 讓孩子最喜歡數學	沈永嘉譯	180 元

・實用心理學講座・電腦編號 21

1. 拆穿欺騙伎倆	多湖輝著	140 元
2. 創造好構想	多湖輝著	140 元
3. 面對面心理術	多湖輝著	160 元
4. 偽裝心理術	多湖輝著	140 元
5. 透視人性弱點	多湖輝著	140 元
6. 自我表現術	多湖輝著	180 元
7. 不可思議的人性心理	多湖輝著	180 元
8. 催眠術入門	多湖輝著	150 元
9. 責罵部屬的藝術	多湖輝著	150 元
10. 精神力	多湖輝著	150 元
11. 厚黑說服術	多湖輝著	150 元
12. 集中力	多湖輝著	150 元
13. 構想力	多湖輝著	150 元
14. 深層心理術	多湖輝著	160 元
15. 深層語言術	多湖輝著	160 元
16. 深層說服術	多湖輝著	180 元
17. 掌握潛在心理	多湖輝著	160 元
18. 洞悉心理陷阱	多湖輝著	180 元
19. 解讀金錢心理	多湖輝著	180 元
20. 拆穿語言圈套	多湖輝著	180 元
21. 語言的內心玄機	多湖輝著	180 元
22. 積極力	多湖輝著	180 元

・超現實心理講座・電腦編號 22

1. 超意識覺醒法	詹蔚芬編譯	130 元
2. 護摩秘法與人生	劉名揚編譯	130 元
3. 秘法！超級仙術入門	陸明譯	150 元
4. 給地球人的訊息	柯素娥編著	150 元
5. 密教的神通力	劉名揚編著	130 元
6. 神秘奇妙的世界	平川陽一著	180 元
7. 地球文明的超革命	吳秋嬌譯	200 元
8. 力量石的秘密	吳秋嬌譯	180 元
9. 超能力的靈異世界	馬小莉譯	200 元
10. 逃離地球毀滅的命運	吳秋嬌譯	200 元
11. 宇宙與地球終結之謎	南山宏著	200 元
12. 驚世奇功揭秘	傅起鳳著	200 元
13. 啟發身心潛力心象訓練法	栗田昌裕著	180 元
14. 仙道術遁甲法	高藤聰一郎著	220 元
15. 神通力的秘密	中岡俊哉著	180 元
16. 仙人成仙術	高藤聰一郎著	200 元

17. 仙道符咒氣功法	高藤聰一郎著	220 元
18. 仙道風水術尋龍法	高藤聰一郎著	200 元
19. 仙道奇蹟超幻像	高藤聰一郎著	200 元
20. 仙道鍊金術房中法	高藤聰一郎著	200 元
21. 奇蹟超醫療治癒難病	深野一幸著	220 元
22. 揭開月球的神秘力量	超科學研究會	180 元
23. 西藏密教奧義	高藤聰一郎著	250 元
24. 改變你的夢術入門	高藤聰一郎著	250 元

・養生保健・電腦編號 23

1. 醫療養生氣功	黃孝寬著	250 元
2. 中國氣功圖譜	余功保著	230 元
3. 少林醫療氣功精粹	井玉蘭著	250 元
4. 龍形實用氣功	吳大才等著	220 元
5. 魚戲增視強身氣功	宮　嬰著	220 元
6. 嚴新氣功	前新培金著	250 元
7. 道家玄牝氣功	張　章著	200 元
8. 仙家秘傳袪病功	李遠國著	160 元
9. 少林十大健身功	秦慶豐著	180 元
10. 中國自控氣功	張明武著	250 元
11. 醫療防癌氣功	黃孝寬著	250 元
12. 醫療強身氣功	黃孝寬著	250 元
13. 醫療點穴氣功	黃孝寬著	250 元
14. 中國八卦如意功	趙維漢著	180 元
15. 正宗馬禮堂養氣功	馬禮堂著	420 元
16. 秘傳道家筋經內丹功	王慶餘著	280 元
17. 三元開慧功	辛桂林著	250 元
18. 防癌治癌新氣功	郭　林著	180 元
19. 禪定與佛家氣功修煉	劉天君著	200 元
20. 顛倒之術	梅自強著	360 元
21. 簡明氣功辭典	吳家駿編	360 元
22. 八卦三合功	張全亮著	230 元
23. 朱砂掌健身養生功	楊永著	250 元
24. 抗老功	陳九鶴著	230 元
25. 意氣按穴排濁自療法	黃啟運編著	250 元

・社會人智囊・電腦編號 24

1. 糾紛談判術	清水增三著	160 元
2. 創造關鍵術	淺野八郎著	150 元
3. 觀人術	淺野八郎著	180 元
4. 應急詭辯術	廖英迪編著	160 元

5. 天才家學習術 木原武一著 160元
6. 貓型狗式鑑人術 淺野八郎著 180元
7. 逆轉運掌握術 淺野八郎著 180元
8. 人際圓融術 澀谷昌三著 160元
9. 解讀人心術 淺野八郎著 180元
10. 與上司水乳交融術 秋元隆司著 180元
11. 男女心態定律 小田晉著 180元
12. 幽默說話術 林振輝編著 200元
13. 人能信賴幾分 淺野八郎著 180元
14. 我一定能成功 李玉瓊譯 180元
15. 獻給青年的嘉言 陳蒼杰譯 180元
16. 知人、知面、知其心 林振輝編著 180元
17. 塑造堅強的個性 坂上肇著 180元
18. 為自己而活 佐藤綾子著 180元
19. 未來十年與愉快生活有約 船井幸雄著 180元
20. 超級銷售話術 杜秀卿譯 180元
21. 感性培育術 黃靜香編著 180元
22. 公司新鮮人的禮儀規範 蔡媛惠譯 180元
23. 傑出職員鍛鍊術 佐佐木正著 180元
24. 面談獲勝戰略 李芳黛譯 180元
25. 金玉良言撼人心 森純大著 180元
26. 男女幽默趣典 劉華亭編著 180元
27. 機智說話術 劉華亭編著 180元
28. 心理諮商室 柯素娥譯 180元
29. 如何在公司崢嶸頭角 佐佐木正著 180元
30. 機智應對術 李玉瓊編著 200元
31. 克服低潮良方 坂野雄二著 180元
32. 智慧型說話技巧 沈永嘉編著 180元
33. 記憶力、集中力增進術 廖松濤編著 180元
34. 女職員培育術 林慶旺編著 180元
35. 自我介紹與社交禮儀 柯素娥編著 180元
36. 積極生活創幸福 田中真澄著 180元
37. 妙點子超構想 多湖輝著 180元
38. 說NO的技巧 廖玉山編著 180元
39. 一流說服力 李玉瓊編著 180元
40. 般若心經成功哲學 陳鴻蘭編著 180元
41. 訪問推銷術 黃靜香編著 180元
42. 男性成功秘訣 陳蒼杰編著 180元

・精 選 系 列・電腦編號25

1. 毛澤東與鄧小平 渡邊利夫等著 280元
2. 中國大崩裂 江戶介雄著 180元
3. 台灣・亞洲奇蹟 上村幸治著 220元

4. 7-ELEVEN 高盈收策略 國友隆一著 180元
5. 台灣獨立（新・中國日本戰爭一） 森詠著 200元
6. 迷失中國的末路 江戶雄介著 220元
7. 2000年5月全世界毀滅 紫藤甲子男著 180元
8. 失去鄧小平的中國 小島朋之著 220元
9. 世界史爭議性異人傳 桐生操著 200元
10. 淨化心靈享人生 松濤弘道著 220元
11. 人生心情診斷 賴藤和寬著 220元
12. 中美大決戰 檜山良昭著 220元
13. 黃昏帝國美國 莊雯琳譯 220元
14. 兩岸衝突（新・中國日本戰爭二） 森詠著 220元
15. 封鎖台灣（新・中國日本戰爭三） 森詠著 220元
16. 中國分裂（新・中國日本戰爭四） 森詠著 220元
17. 由女變男的我 虎井正衛著 200元
18. 佛學的安心立命 松濤弘道著 220元

・運動遊戲・電腦編號 26

1. 雙人運動 李玉瓊譯 160元
2. 愉快的跳繩運動 廖玉山譯 180元
3. 運動會項目精選 王佑京譯 150元
4. 肋木運動 廖玉山譯 150元
5. 測力運動 王佑宗譯 150元
6. 游泳入門 唐桂萍編著 200元

・休閒娛樂・電腦編號 27

1. 海水魚飼養法 田中智浩著 300元
2. 金魚飼養法 曾雪玫譯 250元
3. 熱門海水魚 毛利匡明著 480元
4. 愛犬的教養與訓練 池田好雄著 250元
5. 狗教養與疾病 杉浦哲著 220元
6. 小動物養育技巧 三上昇著 300元
20. 園藝植物管理 船越亮二著 200元

・銀髮族智慧學・電腦編號 28

1. 銀髮六十樂逍遙 多湖輝著 170元
2. 人生六十反年輕 多湖輝著 170元
3. 六十歲的決斷 多湖輝著 170元
4. 銀髮族健身指南 孫瑞台編著 250元

・飲食保健・電腦編號 29

1.	自己製作健康茶	大海淳著	220 元
2.	好吃、具藥效茶料理	德永睦子著	220 元
3.	改善慢性病健康藥草茶	吳秋嬌譯	200 元
4.	藥酒與健康果菜汁	成玉編著	250 元
5.	家庭保健養生湯	馬汴梁編著	220 元
6.	降低膽固醇的飲食	早川和志著	200 元
7.	女性癌症的飲食	女子營養大學	280 元
8.	痛風者的飲食	女子營養大學	280 元
9.	貧血者的飲食	女子營養大學	280 元
10.	高脂血症者的飲食	女子營養大學	280 元
11.	男性癌症的飲食	女子營養大學	280 元
12.	過敏者的飲食	女子營養大學	280 元
13.	心臟病的飲食	女子營養大學	280 元

・家庭醫學保健・電腦編號 30

1.	女性醫學大全	雨森良彥著	380 元
2.	初為人父育兒寶典	小瀧周曹著	220 元
3.	性活力強健法	相建華著	220 元
4.	30 歲以上的懷孕與生產	李芳黛編著	220 元
5.	舒適的女性更年期	野末悅子著	200 元
6.	夫妻前戲的技巧	笠井寬司著	200 元
7.	病理足穴按摩	金慧明著	220 元
8.	爸爸的更年期	河野孝旺著	200 元
9.	橡皮帶健康法	山田晶著	180 元
10.	三十三天健美減肥	相建華等著	180 元
11.	男性健美入門	孫玉祿編著	180 元
12.	強化肝臟秘訣	主婦の友社編	200 元
13.	了解藥物副作用	張果馨譯	200 元
14.	女性醫學小百科	松山榮吉著	200 元
15.	左轉健康法	龜田修等著	200 元
16.	實用天然藥物	鄭炳全編著	260 元
17.	神秘無痛平衡療法	林宗駛著	180 元
18.	膝蓋健康法	張果馨譯	180 元
19.	針灸治百病	葛書翰著	250 元
20.	異位性皮膚炎治癒法	吳秋嬌譯	220 元
21.	禿髮白髮預防與治療	陳炳崑編著	180 元
22.	埃及皇宮菜健康法	飯森薰著	200 元
23.	肝臟病安心治療	上野幸久著	220 元
24.	耳穴治百病	陳抗美等著	250 元
25.	高效果指壓法	五十嵐康彥著	200 元

26. 瘦水、胖水	鈴木園子著	200 元
27. 手針新療法	朱振華著	200 元
28. 香港腳預防與治療	劉小惠譯	200 元
29. 智慧飲食吃出健康	柯富陽編著	200 元
30. 牙齒保健法	廖玉山編著	200 元
31. 恢復元氣養生食	張果馨譯	200 元
32. 特效推拿按摩術	李玉田著	200 元
33. 一週一次健康法	若狹真著	200 元
34. 家常科學膳食	大塚滋著	200 元
35. 夫妻們關心的男性不孕	原利夫著	220 元
36. 自我瘦身美容	馬野詠子著	200 元
37. 魔法姿勢益健康	五十嵐康彥著	200 元
38. 眼病錘療法	馬栩周著	200 元
39. 預防骨質疏鬆症	藤田拓男著	200 元
40. 骨質增生效驗方	李吉茂編著	250 元

・超經營新智慧・電腦編號 31

1. 躍動的國家越南	林雅倩譯	250 元
2. 甦醒的小龍菲律賓	林雅倩譯	220 元
3. 中國的危機與商機	中江要介著	250 元
4. 在印度的成功智慧	山內利男著	220 元
5. 7-ELEVEN 大革命	村上豐道著	200 元

・心 靈 雅 集・電腦編號 00

1. 禪言佛語看人生	松濤弘道著	180 元
2. 禪密教的奧秘	葉逯謙譯	120 元
3. 觀音大法力	田口日勝著	120 元
4. 觀音法力的大功德	田口日勝著	120 元
5. 達摩禪 106 智慧	劉華亭編譯	220 元
6. 有趣的佛教研究	葉逯謙編譯	170 元
7. 夢的開運法	蕭京凌譯	130 元
8. 禪學智慧	柯素娥編譯	130 元
9. 女性佛教入門	許俐萍譯	110 元
10. 佛像小百科	心靈雅集編譯組	130 元
11. 佛教小百科趣談	心靈雅集編譯組	120 元
12. 佛教小百科漫談	心靈雅集編譯組	150 元
13. 佛教知識小百科	心靈雅集編譯組	150 元
14. 佛學名言智慧	松濤弘道著	220 元
15. 釋迦名言智慧	松濤弘道著	220 元
16. 活人禪	平田精耕著	120 元
17. 坐禪入門	柯素娥編譯	150 元

18. 現代禪悟	柯素娥編譯	130 元
19. 道元禪師語錄	心靈雅集編譯組	130 元
20. 佛學經典指南	心靈雅集編譯組	130 元
21. 何謂「生」阿含經	心靈雅集編譯組	150 元
22. 一切皆空　般若心經	心靈雅集編譯組	180 元
23. 超越迷惘　法句經	心靈雅集編譯組	130 元
24. 開拓宇宙觀　華嚴經	心靈雅集編譯組	180 元
25. 真實之道　法華經	心靈雅集編譯組	130 元
26. 自由自在　涅槃經	心靈雅集編譯組	130 元
27. 沈默的教示　維摩經	心靈雅集編譯組	150 元
28. 開通心眼　佛語佛戒	心靈雅集編譯組	130 元
29. 揭秘寶庫　密教經典	心靈雅集編譯組	180 元
30. 坐禪與養生	廖松濤譯	110 元
31. 釋尊十戒	柯素娥編譯	120 元
32. 佛法與神通	劉欣如編著	120 元
33. 悟（正法眼藏的世界）	柯素娥編譯	120 元
34. 只管打坐	劉欣如編著	120 元
35. 喬答摩・佛陀傳	劉欣如編著	120 元
36. 唐玄奘留學記	劉欣如編著	120 元
37. 佛教的人生觀	劉欣如編譯	110 元
38. 無門關(上卷)	心靈雅集編譯組	150 元
39. 無門關(下卷)	心靈雅集編譯組	150 元
40. 業的思想	劉欣如編著	130 元
41. 佛法難學嗎	劉欣如著	140 元
42. 佛法實用嗎	劉欣如著	140 元
43. 佛法殊勝嗎	劉欣如著	140 元
44. 因果報應法則	李常傳編	180 元
45. 佛教醫學的奧秘	劉欣如編著	150 元
46. 紅塵絕唱	海　若著	130 元
47. 佛教生活風情	洪丕謨、姜玉珍著	220 元
48. 行住坐臥有佛法	劉欣如著	160 元
49. 起心動念是佛法	劉欣如著	160 元
50. 四字禪語	曹洞宗青年會	200 元
51. 妙法蓮華經	劉欣如編著	160 元
52. 根本佛教與大乘佛教	葉作森編	180 元
53. 大乘佛經	定方晟著	180 元
54. 須彌山與極樂世界	定方晟著	180 元
55. 阿闍世的悟道	定方晟著	180 元
56. 金剛經的生活智慧	劉欣如著	180 元
57. 佛教與儒教	劉欣如編譯	180 元
58. 佛教史入門	劉欣如編譯	180 元
59. 印度佛教思想史	劉欣如編譯	200 元

・經 營 管 理・電腦編號 01

◎ 創新經營管理六十六大計(精)	蔡弘文編	780 元
1. 如何獲取生意情報	蘇燕謀譯	110 元
2. 經濟常識問答	蘇燕謀譯	130 元
4. 台灣商戰風雲錄	陳中雄著	120 元
5. 推銷大王秘錄	原一平著	180 元
6. 新創意・賺大錢	王家成譯	90 元
7. 工廠管理新手法	琪　輝著	120 元
9. 經營參謀	柯順隆譯	120 元
10. 美國實業 24 小時	柯順隆譯	80 元
11. 撼動人心的推銷法	原一平著	150 元
12. 高竿經營法	蔡弘文編	120 元
13. 如何掌握顧客	柯順隆譯	150 元
17. 一流的管理	蔡弘文編	150 元
18. 外國人看中韓經濟	劉華亭譯	150 元
20. 突破商場人際學	林振輝編著	90 元
22. 如何使女人打開錢包	林振輝編著	100 元
24. 小公司經營策略	王嘉誠著	160 元
25. 成功的會議技巧	鐘文訓編譯	100 元
26. 新時代老闆學	黃柏松編著	100 元
27. 如何創造商場智囊團	林振輝編譯	150 元
28. 十分鐘推銷術	林振輝編譯	180 元
29. 五分鐘育才	黃柏松編譯	100 元
33. 自我經濟學	廖松濤編譯	100 元
34. 一流的經營	陶田生編著	120 元
35. 女性職員管理術	王昭國編譯	120 元
36. ＩＢＭ的人事管理	鐘文訓編譯	150 元
37. 現代電腦常識	王昭國編譯	150 元
38. 電腦管理的危機	鐘文訓編譯	120 元
39. 如何發揮廣告效果	王昭國編譯	150 元
40. 最新管理技巧	王昭國編譯	150 元
41. 一流推銷術	廖松濤編譯	150 元
42. 包裝與促銷技巧	王昭國編譯	130 元
43. 企業王國指揮塔	松下幸之助著	120 元
44. 企業精鋭兵團	松下幸之助著	120 元
45. 企業人事管理	松下幸之助著	100 元
46. 華僑經商致富術	廖松濤編譯	130 元
47. 豐田式銷售技巧	廖松濤編譯	180 元
48. 如何掌握銷售技巧	王昭國編著	130 元
50. 洞燭機先的經營	鐘文訓編譯	150 元
52. 新世紀的服務業	鐘文訓編譯	100 元
53. 成功的領導者	廖松濤編譯	120 元

54. 女推銷員成功術	李玉瓊編譯	130 元
55. ＩＢＭ人才培育術	鐘文訓編譯	100 元
56. 企業人自我突破法	黃琪輝編著	150 元
58. 財富開發術	蔡弘文編著	130 元
59. 成功的店舗設計	鐘文訓編著	150 元
61. 企管回春法	蔡弘文編著	130 元
62. 小企業經營指南	鐘文訓編譯	100 元
63. 商場致勝名言	鐘文訓編譯	150 元
64. 迎接商業新時代	廖松濤編譯	100 元
66. 新手股票投資入門	何朝乾編著	200 元
67. 上揚股與下跌股	何朝乾編譯	180 元
68. 股票速成學	何朝乾編譯	200 元
69. 理財與股票投資策略	黃俊豪編著	180 元
70. 黃金投資策略	黃俊豪編著	180 元
71. 厚黑管理學	廖松濤編譯	180 元
72. 股市致勝格言	呂梅莎編譯	180 元
73. 透視西武集團	林谷燁編譯	150 元
76. 巡迴行銷術	陳蒼杰譯	150 元
77. 推銷的魔術	王嘉誠譯	120 元
78. 60 秒指導部屬	周蓮芬編譯	150 元
79. 精銳女推銷員特訓	李玉瓊編譯	130 元
80. 企劃、提案、報告圖表的技巧	鄭汶譯	180 元
81. 海外不動產投資	許達守編譯	150 元
82. 八百伴的世界策略	李玉瓊譯	150 元
83. 服務業品質管理	吳宜芬譯	180 元
84. 零庫存銷售	黃東謙編譯	150 元
85. 三分鐘推銷管理	劉名揚編譯	150 元
86. 推銷大王奮鬥史	原一平著	150 元
87. 豐田汽車的生產管理	林谷燁編譯	150 元

·成　功　寶　庫·電腦編號 02

1. 上班族交際術	江森滋著	100 元
2. 拍馬屁訣竅	廖玉山編譯	110 元
4. 聽話的藝術	歐陽輝編譯	110 元
9. 求職轉業成功術	陳義編著	110 元
10. 上班族禮儀	廖玉山編著	120 元
11. 接近心理學	李玉瓊編著	100 元
12. 創造自信的新人生	廖松濤編著	120 元
15. 神奇瞬間瞑想法	廖松濤編譯	100 元
16. 人生成功之鑰	楊意苓編著	150 元
19. 給企業人的諍言	鐘文訓編著	120 元
20. 企業家自律訓練法	陳義編譯	100 元
21. 上班族妖怪學	廖松濤編著	100 元

22. 猶太人縱橫世界的奇蹟　孟佑政編著　110元
25. 你是上班族中強者　嚴思圖編著　100元
30. 成功頓悟100則　蕭京凌編譯　130元
32. 知性幽默　李玉瓊編譯　130元
33. 熟記對方絕招　黃靜香編譯　100元
37. 察言觀色的技巧　劉華亭編著　180元
38. 一流領導力　施義彥編譯　120元
40. 30秒鐘推銷術　廖松濤編譯　150元
41. 猶太成功商法　周蓮芬編譯　120元
42. 尖端時代行銷策略　陳蒼杰編著　100元
43. 顧客管理學　廖松濤編著　100元
44. 如何使對方說Yes　程羲編著　150元
47. 上班族口才學　楊鴻儒譯　120元
48. 上班族新鮮人須知　程羲編著　120元
49. 如何左右逢源　程羲編著　130元
50. 語言的心理戰　多湖輝著　130元
55. 性惡企業管理學　陳蒼杰譯　130元
56. 自我啟發200招　楊鴻儒編著　150元
57. 做個傑出女職員　劉名揚編著　130元
58. 靈活的集團營運術　楊鴻儒編著　120元
60. 個案研究活用法　楊鴻儒編著　130元
61. 企業教育訓練遊戲　楊鴻儒編著　120元
62. 管理者的智慧　程義編譯　130元
63. 做個佼佼管理者　馬筱莉編譯　130元
67. 活用禪學於企業　柯素娥編譯　130元
69. 幽默詭辯術　廖玉山編譯　150元
70. 拿破崙智慧箴言　柯素娥編譯　130元
71. 自我培育・超越　蕭京凌編譯　150元
74. 時間即一切　沈永嘉編譯　130元
75. 自我脫胎換骨　柯素娥譯　150元
76. 贏在起跑點　人才培育鐵則　楊鴻儒編譯　150元
77. 做一枚活棋　李玉瓊編譯　130元
78. 面試成功戰略　柯素娥編譯　130元
81. 瞬間攻破心防法　廖玉山編譯　120元
82. 改變一生的名言　李玉瓊編譯　130元
83. 性格性向創前程　楊鴻儒編譯　130元
84. 訪問行銷新竅門　廖玉山編譯　150元
85. 無所不達的推銷話術　李玉瓊編譯　150元

・處 世 智 慧・電腦編號03

1. 如何改變你自己　陸明編譯　120元
6. 靈感成功術　譚繼山編譯　80元
8. 扭轉一生的五分鐘　黃柏松編譯　100元

10. 現代人的詭計	林振輝譯	100 元
13. 口才必勝術	黃柏松編譯	120 元
14. 女性的智慧	譚繼山編譯	90 元
16. 人生的體驗	陸明編譯	80 元
18. 幽默吹牛術	金子登著	90 元
19. 攻心說服術	多湖輝著	100 元
24. 慧心良言	亦奇著	80 元
25. 名家慧語	蔡逸鴻主編	90 元
28. 如何發揮你的潛能	陸明編譯	90 元
29. 女人身態語言學	李常傳譯	130 元
30. 摸透女人心	張文志譯	90 元
32. 給女人的悄悄話	妮倩編譯	90 元
34. 如何開拓快樂人生	陸明編譯	90 元
36. 成功的捷徑	鐘文訓譯	70 元
37. 幽默逗笑術	林振輝著	120 元
38. 活用血型讀書法	陳炳崑譯	80 元
39. 心　燈	葉于模著	100 元
40. 當心受騙	林顯茂譯	90 元
41. 心・體・命運	蘇燕謀譯	70 元
43. 宮本武藏五輪書金言錄	宮本武藏著	100 元
47. 成熟的愛	林振輝譯	120 元
48. 現代女性駕馭術	蔡德華著	90 元
49. 禁忌遊戲	酒井潔著	90 元
52. 摸透男人心	劉華亭編譯	80 元
53. 如何達成願望	謝世輝著	90 元
54. 創造奇蹟的「想念法」	謝世輝著	90 元
55. 創造成功奇蹟	謝世輝著	90 元
57. 幻想與成功	廖松濤譯	80 元
58. 反派角色的啟示	廖松濤編譯	70 元
59. 現代女性須知	劉華亭編著	75 元
62. 如何突破內向	姜倩怡編譯	110 元
64. 讀心術入門	王家成編譯	100 元
65. 如何解除內心壓力	林美羽編著	110 元
66. 取信於人的技巧	多湖輝著	110 元
68. 自我能力的開拓	卓一凡編著	110 元
70. 縱橫交涉術	嚴思圖編著	90 元
71. 如何培養妳的魅力	劉文珊編著	90 元
75. 個性膽怯者的成功術	廖松濤編譯	100 元
76. 人性的光輝	文可式編著	90 元
79. 培養靈敏頭腦秘訣	廖玉山編著	90 元
80. 夜晚心理術	鄭秀美編譯	80 元
81. 如何做個成熟的女性	李玉瓊編著	80 元
82. 現代女性成功術	劉文珊編著	90 元
83. 成功說話技巧	梁惠珠編譯	100 元

國家圖書館出版品預行編目資料

一週一次健康法/若狹真著；張果馨譯
——初版，——臺北市，大展，民87
面；21公分，——（家庭醫學保健；33）
譯自：「週1回のリブム」健康法
ISBN 957-557-839-2（平裝）
1.健康法

411.1　　87008755

SHU I－KAINO RIZUMU KENKO－HO DE TSUKARE NI TSUYOKUNARU！
by Makoto Wakasa

First published in Japan in 1996 by PHP Institute，Inc.
Chinese translation rights arranged with Makoto Wakasa
through Japan Foreign－Rights Centre/Keio Cultural Enterprise Co.，Ltd.
版權仲介/京王文化事業有限公司

一週一次健康法

ISBN 957-557-839-2

原著者/若　狹　真
編譯者/張　果　馨
發行人/蔡　森　明
出版者/大展出版社有限公司
社　址/台北市北投區（石牌）致遠一路2段12巷1號
電　話/（02）28236031・28236033
傳　真/（02）28272069
郵政劃撥/0166955-1
登記證/局版臺業字第2171號
承印者/國順圖書印刷公司
裝　訂/嶸興裝訂有限公司
排版者/弘益電腦排版有限公司
電　話/（02）27403609・27112792
初版1刷/1998年（民87年）8月

定　價/200元

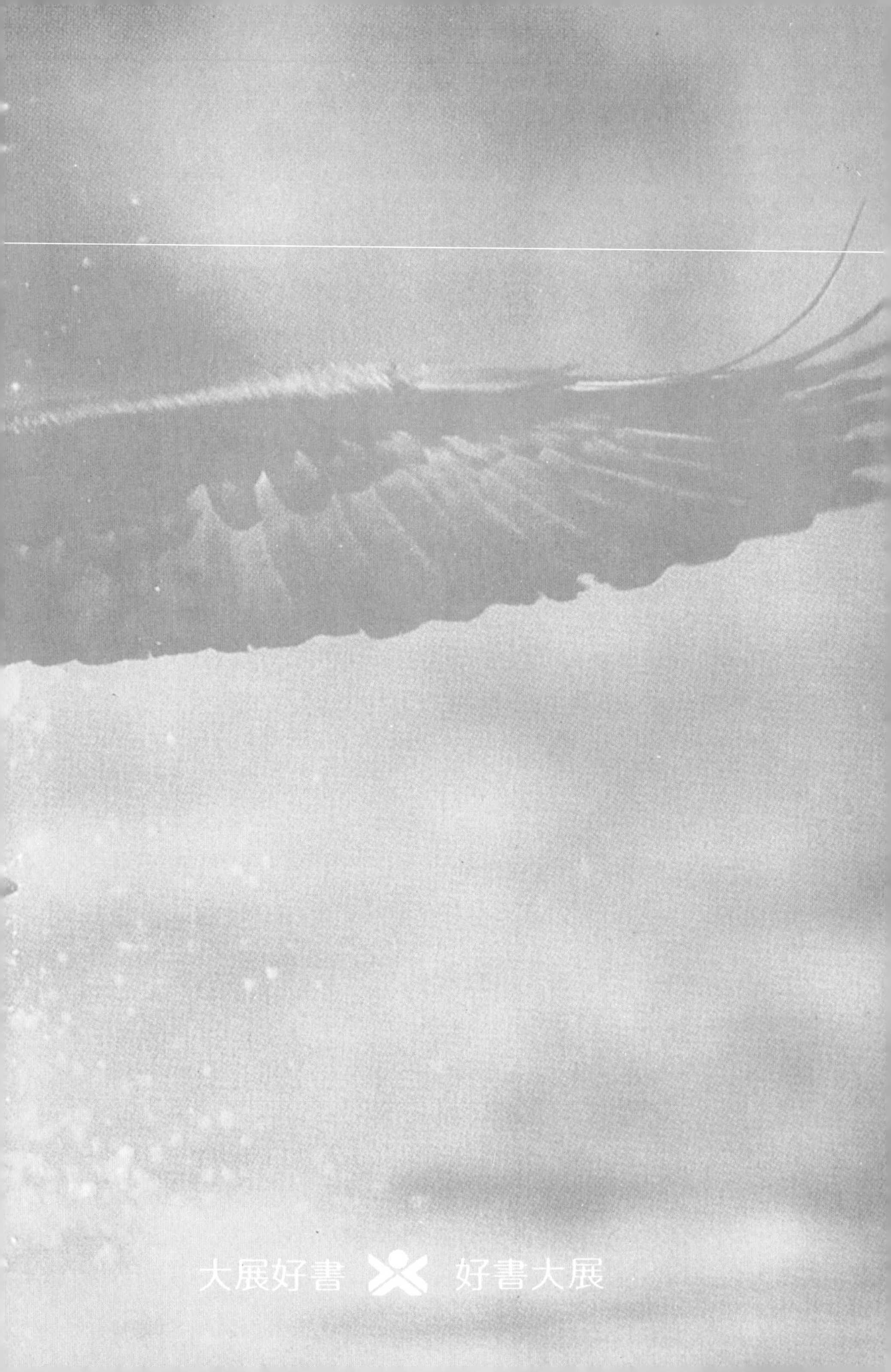
大展好書 好書大展

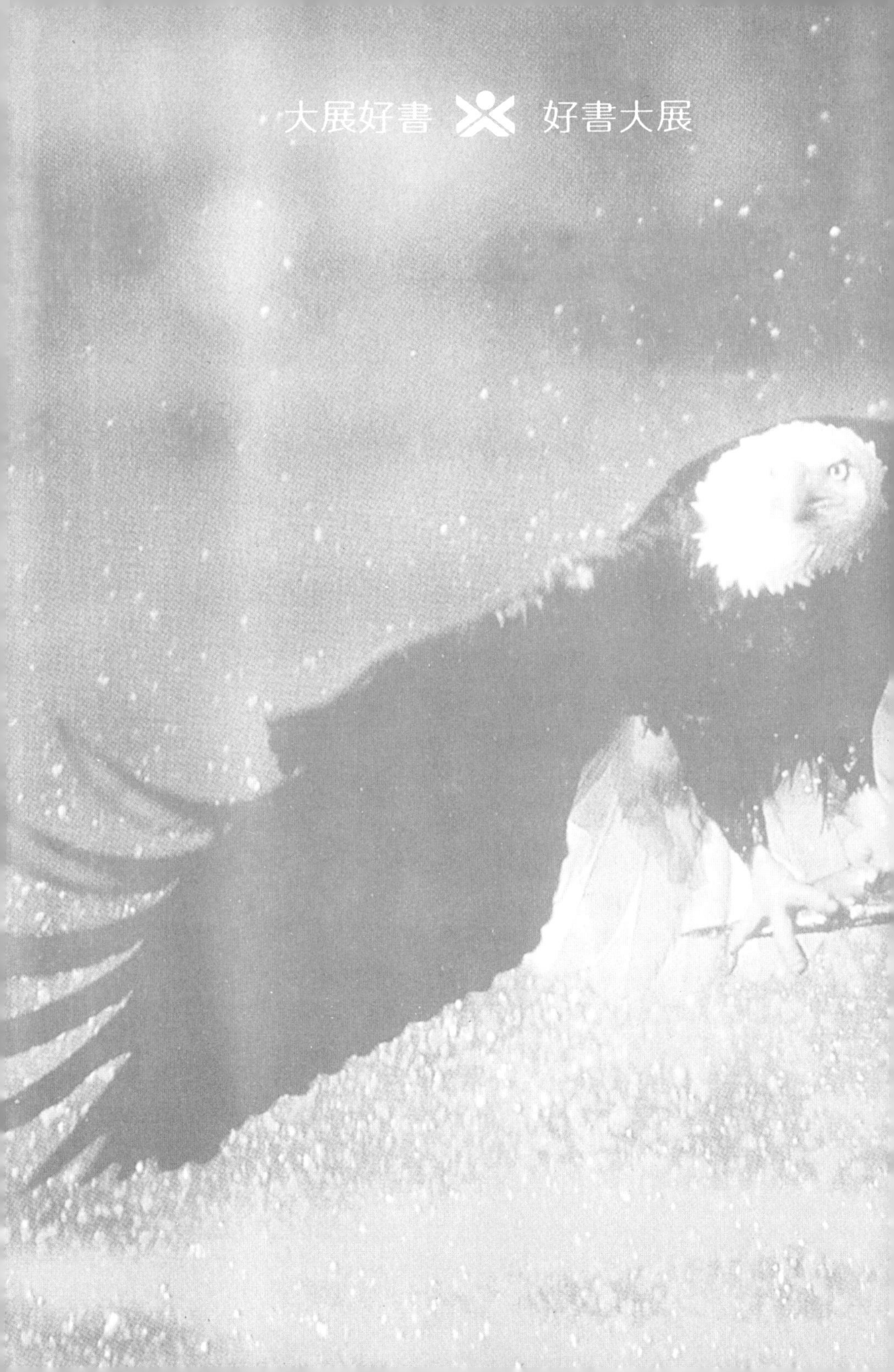
大展好書 好書大展